医者が教える

# あなたを殺す食事 生かす食事

Tokyo DD Clinic 院長
内海 聡

フォレスト出版

# はじめに

本書はある人々にとっては非常に貴重な本であると同時に、ある人々にとってはどうでもいい本だと言えるでしょう（笑）。

というのも私の家の食事なんて興味ないというのが本来は普通であり、それを知りたいと願うのは、私が有名人であり、私が食産業や医療産業の嘘を暴露している人物だからにすぎません。

そして様々な食毒について指摘していれば、「内海は何を食べているのか？」に興味がわくのはある意味必然である一方、すでに自分でしっかりと食や栄養について勉強している人は、内海の食事になど惑わされず、自分の食べ方を確立しているはずだからです。

ただ、「内海は何を食べているのか？」は、講演でも非常によく聞かれる質問であり、よく聞かれる質問であるからこそ、書くことにしました。この本も編集や文面作成はしていただいていますが、私が言いたいことはきちんと示されていると思います。

そして食に気を配っている方なら「この程度しかやっていないのか」と思うでしょうし、全然気にしていない人なら「こんなに気をつけられるわけがない」とまで思うでしょう。それくらい現代においては情報格差が一般的であり、不健康な人、病院通いの人、言い訳ばかりの人、依存症の人ほど食事に気を配っていないのが現状です。


実は私はこれまで人生40年間、病気らしい病気をしたことがありません。したことがあるのはスポーツの時の怪我(けが)くらいで、虫歯もありませんし、風邪や胃腸炎になることもほとんどまったくありません。もちろんこれからのことはわかりませんし、電磁波を浴びたり、放射能を浴びたり、お酒を飲んだりはしているので、何かしら病気になる可能性はあると思います。

ただこれまで40年不都合を感じたことがないのは事実であり、これからも病院に行って検査をしたり、病気を見つけたりすることはないと思います。もし病気になるのだったら、それを見つけることなく死ねたら本望だと思っています。

もちろん私にも問題はあります。たとえば私は一般的には肥満体質だと思いますが、これはおそらく、お酒が一番の要因であると思います（笑）。

ある時期は普通に痩せていたり、平均体重ぐらいだった時もありました。食事は1日1食から2食ですし、痩せるといわれる糖質制限的な食べ方をしていますが、ちっとも痩せてくる様子がありません。最近運動をしていないのももちろん関係あるとは思いますが、本心では痩せたくないと思っているのも関係あると思いますし、ほかにも要因はあろうかと思います。

そんなこと、私にとってはどうでもいいのかもしれません。痩せた太った、どの栄養があれこれ、肉食菜食の是非とか、私にとっては小さな問題だと思っているからです。

実際痩せているほうが内海っぽくないとまで最近では言われますし、とはいえ運動は好きなので、これから時間をつくり、運動すれば痩せてくるかもしれませんが、どっちでもいいかなと思っています。人々にとっては私が太っているのはマスコット的な印象があるのでしょうか。

講演などではあれがダメこれがダメと言っていますが、太っているほうが完璧過ぎないので良いといわれることもよくあります。私は仕事柄、知識を啓蒙するために、あれはダメこれはダメと言っているにすぎません。

だから、健康さえ私にとってはどうでもいいのです。それよりも私は皆さんが食について考える時、子どもや次世代に何を食べさせていけるのかとか、地球環境がどうなってしまっているのかとか、これからの日本の行く末がどうなっていくのかとか、なぜここまで日本の食は毒物だらけなのかを考えていただきたいのです。

そして世界一食料を廃棄しているとまでいわれる日本、世界一病気の多い日本、世界一金満国家に成り下がった日本を憂えていただきたいのです。

なぜなら食べることは生きることそのものであり、それに、どんな食事法だろうとなんだろうと、本来、そうした固定された食べ方があるわけではありませんから。

近年流行っている食事法にマクロビとか糖質制限とかありますが、私はいずれに対しても賛成しておりません。そんなことを言っている段階で、本質的な日本の問題は理解していないし、ある意味、裕福な国家の贅沢な悩みにしかすぎませんからね。

この本では前半は食に関しての基礎知識となっていて、後半は写真付きで内海家の具体的なメニューの一例が載っています。

もちろん本書で取り上げたメニューばかりを食べているわけではなく、外食もしますし、天ぷらも串揚げも焼き肉も食べに行きますし、打ち上げでラーメンを食べることもあります。鍋などもよくしますが一般的なので写真がないだけにすぎません。

その基本コンセプトは、健康になるために食事を気にすることではなく、生きるも死ぬもすべて自分の選択次第と考え、悪いものを食べるのも自己責任と考えること、です。だから100%健康に良い食事だけをしている人は、きっと不健康な精神を持っていると思います。

日本全体を考えるという真剣さもほしいですが、そういうゆる〜い観点もこの本の中に読み取っていただければ、この本を書いた価値があるかなと思う次第です。違う言い方をすれば悪いものを食べてもけっこうですが、そういう人は自業自得ですから、決して病院には行かないでね、と言っているだけなのです。

では内海家の食卓へ皆さんを招待いたします。

また本書でも、オイシイ料理をつくってくれる妻と、いつも私に元気を与えてくれる娘に感謝の気持ちを綴(つづ)り、はじめの言葉に代えさせていただきます。

内海聡

contents

はじめに……001

part 1
## まずは「1日3食」をやめてみる……015

日本人は、食べ過ぎなのに「栄養失調」……016
「1日3食」が不健康のもと……018
栄養価の低下と糖質過多……023
「白砂糖」だけが悪者なのか？……028
「牛乳」で骨折率・発ガン率・死亡率が高まる……033
私たちは1日80種類の添加物を食べている……037
カット野菜は栄養までカットされている……040
「ゼロカロリー」なのに太るワケ……042
不健康になりたければ、「トクホ（特定保健用食品）」を……044
日本の「農薬使用量」は世界トップレベル……046

食事の回数を減らせば、「毒の摂取量」も減る……049
まずは「朝食ぬき」からはじめよう！……051
「いい食事」は腹持ちする……054
子どもに「おやつ」は必要ない……056
「マクロビ」で虫歯や血色不良になる……060
食事は「季節・風土・丸ごと」を意識する……064
「和定食」はなかなか万能……068
玄米ごはんと味噌汁で「放射能デトックス」……071
糖は糖でも「ネバネバした糖」は摂る……075
外食は「何を食べる」ではなく「何を食べないか」……077

part 2

## 本物の食材の見分け方

本物の食材の見分け方……081
まずは「調味料」を変える……082

●しょうゆ・味噌
●塩
●みりん
●酢
●酒
「安い油」は絶対に避ける……087
「ココナッツオイル」で性ホルモンが狂う……092
大半の「オリーブオイル」はまがいもの……094
米は玄米の「ササニシキ」を……097
野菜は「自然農」「古来種」を選ぶ……100
「外国産フルーツ」はポストハーベストがたっぷり……105
「病気の肉」が流通している……107
「アメリカ牛」は動物の死骸を食べて育つ……110
「ブラジル産」は現地人も食べない代物……112

肉を選ぶ時は「氏より育ち」……114
魚は「天然・小型・安いもの」を……116
「ミネラルウォーターvs水道水」はどっちもどっち……121

part 3

## 健康を守る調理法……127

調味料は「原材料」が少ないものを……128
野菜より先に「肉」を変える……130
加熱するなら「煮る」か「蒸す」……133
「電子レンジ」で栄養素が壊れる……136
「土鍋」は炊飯器よりも早いしうまい……139
「冷蔵庫」で栄養素が減る……141
本物の野菜は腐らず「枯れる」……144
危ないうえに寿命が短い「フッ素加工」……145

part 4

## 内海家の食卓

内海家の食卓……149
食事に栄養だけを求めるのは無意味……150
肉や魚で栄養を摂り、野菜でデトックスする……152
こだわりの食材をできるところから……153
完璧より「長続きすること」を目指す……155
「防災」のために食材は1週間分をストック……158
外食は「大手チェーン店」を避ける……160
子どもの朝食は「MEC食」……164
「体に悪いから食べない」と言える子にするには……166
春夏秋冬の内海家の味　春のキーワード「苦味」……168
春夏秋冬の内海家の味　夏のキーワード「体を冷やす」……171
春夏秋冬の内海家の味　秋のキーワード「ジビエ」……173
春夏秋冬の内海家の味　冬のキーワード「鍋」……175

◎内海家のある日のごはん……176

●エビとアサリのトマトソースパスタ……177
●パプリカとブロッコリーの炒め／鹿肉のステーキ／タマネギとジャガイモのソテー／オクラのごま和え物／ホタテのサラダ……178
●オクラとナスの和え物／ホタテともずくのサラダ／豚肉とミニトマトとズッキーニのソテー……179
●キノコとネギのキッシュ／サバのマリネ／牛肉のステーキにニンニクチップとナスのソテー添え……180
●カツオのタタキ／青菜の和え物／お刺身盛り合わせ／豚肉とナスの味噌炒め／いんげんのバターソテー……181
●馬肉のサラダ／オムレツ／ベーコンとズッキーニのパスタ……182
●白身魚とカブとブロッコリーのサラダ／カキと白子のバターソテー／鹿肉のグリル　クレソン添え／骨つきラムとズッキーニのソテー……183
●豚汁／玄米ごはんごま塩かけ／梅干し／ブリの照り焼き／アサリの酒蒸し／しらすとネギとカツオ節和え／山芋とろろ……184

●お好み焼き……185
●ポトフ／砂肝のアヒージョ／山芋のオムレツ／豆腐ステーキと焼き野菜……186
●レンコンのさっと炒め／鶏肉と白菜の煮物／海鮮野菜サラダ／にんじんとナッツの和え物……187
●サラダやパスタ、大豆ミートなどのプレート／ソーセージ入りベジタブルスープ／玄米ごはん……188
●生カキ／ホタテとトマトのサラダ／ラム肉のグリルとズッキーニ……189
●鶏のから揚げ／キャベツと豚肉の炒め／味噌汁／ちりめん山椒乗せ玄米ごはん／漬け物……190
●豚肉のしょうが焼き／豚汁／豆腐と青菜と卵のサラダ／ベーコンのネギ巻き／紫大根とにんじんとソーセージのポトフ……191
**◎内海家の食料庫**……192
総合食品……192
調味料・油……195
●塩

●しょうゆ
●味噌
●酢
●油
ファーム……200
その他……202

part 5

## まずは「自分」から変わる……205

「最悪を排除すること」からはじめてみる……206
食を見直すことは、「生き方」を見直すこと……209
「食を変える」ことで地球を救う……210
おわりに……212
主な食品の判断基準一覧……217

part 1

# まずは「1日3食」をやめてみる

## 日本人は、食べ過ぎなのに「栄養失調」

生きることとは食べることであり、私たちの体は毎日の食事でつくられています。とはいうものの、農薬や放射能、添加物、遺伝子組み換え作物といった社会毒の内情を知る人は「食べるものがない」と嘆きます。

一方で、何も気にせずに食べている人は「ほかに食べるものもないからしょうがない」と言って、その結果、何かしらの体の不調が訪れ、病院のお世話になっています。

体の不調や病気の原因のすべてとまでは言いませんが、「食」が原因になっているケースが圧倒的に多いのです。**何をどう食べるかによって、健康にも不健康にもなる**というわけです。

とにかく野菜をたくさん食べていたら健康にいいのでしょうか？　放射能汚染リスクが高いので、やっぱり魚は食べないほうがいいのでしょうか？　お肉は等級ランクの高いものを選ぶべきなのでしょうか？　いいえ、実はどれも正しくありません。これらに関しては、後ほどたっぷり解説します。

では、これはどうでしょう。最低でも朝昼晩と1日3食しっかり食べることが健康のためには大切でしょうか？　なんと、これも間違いかも！　この健康のバロメータのように推奨されている**「1日3食」は、実は様々な病気を引き起こす不健康のもと**なのです。

先進国の中でも特に日本人は、いつもどおり食べていても実は食べ過ぎのカロリーオーバーになっているのです。しかも、カロリーオーバーなのにもかかわらず、栄養は足りていないという「隠れ栄養失調」にかかっているのです。

日本人に多い病気といえば「生活習慣病（糖尿病、脳卒中、心臓病、脂質異常症、高血圧、肥満）、アレルギー、膠原病（こうげんびょう）、悪性新生物（ガン）」といったものが挙げられますが、そのすべての元凶は、食べ過ぎにあると言っても過言ではありません。

**健康で長生きしたければ、まずは「1日3食」をやめる**こと。やれ、栄養価の高い野菜を食べろ、高額な健康器具を導入しろといった面倒でお金のかかる話ではありません。ただ、食べる量を減らして、ちょっと食べるものに気をつけるだけ。それだけで健康で長生きができるのです。

私自身も現在は1日1～2食が基本です。

まず、朝食は抜きます。というよりも、食べたいという欲求が湧いてきませんから食べません。昼食は空腹を感じてなおかつ時間がある時や仕事上のお付き合いもありますので、そういう時は食べます。夕食は普段どおり食べます。そんな食生活をするようになって、これといって病気をすることもなく、体の調子はとってもいいです。

## 「1日3食」が不健康のもと

「1日3食」がなぜ不健康をもたらすのか。これは、野生動物や古代人の食べ方と断食の理論がヒントになります。

まず、**1日3食、律儀に食べる野生動物はいるでしょうか？** 聞いたこと、ありませんよね。特に肉食動物は狩猟だけでもひと苦労であり、1日に3食も食べることはできません。

草食動物はどうでしょう。彼らはエネルギーを維持するためにかなりの時間を食事に費やしますが、こちらも律儀に食べる法則はありません。

季節によっては食べることができない時期も訪れるでしょうし、空腹でいる時間は長いはずです。それでも肉体や精神を保つことができる構造になっているのです。

では、古代人はどうでしょうか。ネイティブアメリカンやイヌイット、アイヌやアボリジニの人々、さらには平安時代や江戸時代に生きた人々であれ、1日3食をお腹いっぱい食べられるでしょうか？

野生動物と同じく、狩猟ができた時にまとめて食べることも多かったでしょうし、また農耕がはじまった後の時代でも1日2食、しかも粗食が一般的だったと言われています。

それなのに、この飽食の現代人よりも健康的な肉体を持っていたのです。

しかも、古代人や野生動物がかかった病気といったら、

・感染症

・外傷
・骨折
・死産
・食料難による栄養失調
・ほかの獣に襲われる
・老衰

などが主。

現代の主立った病気はどうでしょう。

・ガン
・心筋梗塞（しんきんこうそく）などの心臓病
・脳梗塞や脳出血など

・アレルギーと呼ばれる病気
・神経疾患や免疫疾患と呼ばれる難病
・精神疾患と呼ばれるもの
・機能性疾患と呼ばれるもの

このほかに、古代人や野生動物でもかかる感染症、骨折、外傷なども主な病気としてあげられますが、この食と病の違いからいっても、私たちがかかる病気の多くは、自分たちが食べているものによってつくられていることがわかります。古代人がなぜ平均寿命が短いかというと、幼児死亡率が高いこと、外傷などの救急疾患で亡くなってしまうことが主原因であり、それがなければ彼らは病気にもならず非常に長生きすることがわかっているのです。

では、なぜ食べ過ぎると、様々な病気を引き起こすのでしょうか。それは、人間の消化・吸収する構造にあります。

私たちは食べることで、外から栄養を取り入れて消化し、エネルギーをつくっているわけですが、その食べ物を口で咀嚼(そしゃく)し、喉を通って胃に入り、酵素によって消化され、腸管から吸収するまでは、個人差もありますが、だいたい1日程度かかります。

その間、消化・吸収のために内臓は常に働いているので、**食べ過ぎると、内臓はずっと働きっぱなしになっているわけなのです**。そうするとどうなるか。内臓はしだいに疲れていき、どんどん老化していくのです。

そうは言っても、人間は食べて体や心をつくっているわけですから、食べないわけにはいきません。

しかし、食べる機会や食べる量が少なければ、その間、内臓を休ませることができますから、その分、体にかかる負担も減るわけです。ですから、健康のためには消化・吸収にかけるエネルギーを必要最低限に抑えることが必要なのです。

古代人や野生動物の食習慣や病気の違いから見ても、それは明白です。

もっとも、古代人と現代の私たちでは体のつくりも違いますし、生活環境も違います。

それでも、せめて食べ過ぎる以前の食生活に戻せば、多くの病気を予防したり、克服することができ、目に見えて今よりも健康で長生きができるに違いないのです。すなわち、消化・吸収の負担が大き過ぎる「1日3食」をやめることが健康への第一歩なのです。

結局のところ、**「1日3食」の推進は食品産業や栄養学者のプロパガンダのためのメディアの扇動でしかないということでしょう。**国民に対して必要以上の食料需要を煽（あお）ることは、米国穀物メジャーや食料ビジネスに直結していますからね。

## 栄養価の低下と糖質過多

では、なぜ日本人は食べ過ぎているのに栄養が足りていないのでしょうか。それは、スーパーマーケットの野菜売り場を見ればわかります。日持ちするブルームレスきゅうり、芽の出ないジャガイモ、甘みの強いトマト……。こういった野菜は、皆さん、もう見慣れているのではありませんか？

ブルームレスきゅうりは、きゅうりの表面に出るブルーム（白い物質）をなくしたものです。このきゅうり本来が持つブルームは、水分の蒸発を防ぐ役目があったのですが、白い物質を農薬ではないかと消費者が疑うという懸念や見た目の悪さからブルームレスへと改良されています。

しかし、このブルームレスきゅうりは本来のきゅうりよりも果肉が固く、味も落ちるうえ、ブルームに含まれていたミネラル成分であるケイ素も欠乏しているのです。

芽の出ないジャガイモは保存中の発芽を抑えるために、放射線照射されたもので、栄養価の低下や発ガン性リスクなどが懸念されています。

昨今人気の糖度の高いトマトは、高額で売れることから生産したがる生産者も多いですが、トマトは日本の食品栄養価の低下を顕著に表す野菜でもあるのです。

文部科学省が公開している「日本食品標準成分表」によると、**現代の野菜に含まれているビタミンは30年前に比べて20～50％程度しか含まれなくなっています。**トマトを1950年時と比較すると、ビタミンC含有量は2分の1に、鉄分にいたっては25分の1しか含まれていないそうです。

これらはすべて、野菜本来が持っている含有栄養価や味を無視して、外見や利便性、市場、生産効率を重要視した品種改良、農薬の使用、土壌変化などをした結果にあります。また、昔の農法では微量ミネラルが土に還元され、そこで育つ作物には栄養がバランスよく豊富に含まれていましたが、化学肥料や農薬が繰り返し使われることにより、微量ミネラルが作物に取り込まれなくなってしまったことも原因のひとつです。

そして、もうひとつ**日本人の食生活で見逃せないのが糖質過多**です。

糖質というと砂糖をイメージする人が多いでしょうが、もちろんそれもありますが、それだけではありません。砂糖や異性化糖を含む甘味料のほか、白米や小麦粉といった精製された穀類も栄養価の低い食物なのです。

米や麦は外側にタンパク質やビタミン、ミネラルが含まれていますが、それを取り除いたものが、白いごはんやパスタ、ラーメン、うどんなどの小麦加工精製品です。「粕（かす）」という漢字は「白い米」と書きますが、栄養素を取り去られ、残った糖質というカスを私たちは食べているのです。

そういうと、人間のエネルギーの源の基本は糖質ではないか、糖の何が問題なのだろうかという人がいます。根菜類などの植物性食品にも多く糖分が含まれていますが、日本人は根菜も食べるし、いも類も食べるし、米も食べます。普通に食べているだけで、糖質過多になりやすい環境にあるといえます。

また、エネルギーとしての糖分は脳や筋肉を動かすうえでは必要なのですが、それはあくまでも体内で分解されてはじめて糖になる「間接糖」であって、すぐに血糖値が上がってしまう「直接糖」は体には実に有害なのです。それに**脳は糖分でしか動かないというのも栄養学的には嘘**でしかありません。

白米など精製食品が良くない理由もここにあります。しかも、ラーメンやファストフード、スナック菓子といったジャンクフードは精製食品であることに加え、食品添加物もたっぷり！　そのうえ、栄養価の低い野菜が変色防止・殺菌消毒まで施されて使われていますから、カロリーはあっても栄養のないものを摂取しているのと同じことになります。

さらに、炭水化物や甘いものに含まれている糖質は満腹感をもたらしやすいうえに糖質や食品添加物の多くは中毒性も高いので、食べはじめると「やめられない止まらない」ということが起きたり、お酒を飲んだ後にラーメンを欲したりします。糖質で得られる多幸感を求めて、脳が食べたがっているだけなのですが、これが糖質依存への道です。

**糖質依存は身体的依存だけでなく、精神的な依存も引き起こします。**甘いものを摂取すると、おいしいと感じるだけでなく、心地よく感じるようになります。しかし、その糖分が切れてくると、精神的に不安になってくる。

よく女性が「スイーツを食べると幸せな気持ちになる」と言いますが、これは脳が薬物依存症の状態になっているようなもの。「糖質ジャンキー」と言っていいでしょう。

本当に心が満たされて幸せになっているのではなく、幸せに感じるよう麻痺させられているだけなのです。

糖質は脳のドーパミン報酬系というところに作用し、多幸感をもたらすと推測されています。そして脳が多幸感にかまけている間に、ドーパミンやアドレナリンといった思考力や行動力をつかさどる重要な神経伝達物質の機能を麻痺させます。そうすると、正常な思考や行動ができなくなり、極端に落ち込みやすくなったり、逆に攻撃性が高まったりします。スイーツを食べた後、飲んでラーメンを食べた後……、思い当たるふしはないでしょうか？

**砂糖は「この世でもっとも歴史のある覚醒剤」です！**

カロリーはあるけれど、栄養もないものを食べて栄養失調と糖質依存になり、糖質が切れて不安になるから、ますます栄養のない糖質の高いものを食べてどんどん不健康になっていく。「日本人がカロリーオーバーなのに、栄養失調」の意味が、これでおわかりになったでしょうか。

## 「白砂糖」だけが悪者なのか？

糖質の中でも、砂糖は直接的に血糖を上げる「直接糖」で、この直接糖は体に害を与える最たるものだといえます。

時々、砂糖の害について話をすると、「黒砂糖は体にいいので、砂糖ではなく『白砂糖』と言ってほしい」と言う人がいるのですが、残念ながら、**すべての砂糖が体には良くあり**

**ません。**黒砂糖もてんさい糖もきび糖も三温糖もハチミツもメープルシロップもすべてです。所詮（しょせん）、多少のミネラルやビタミンが入っているかどうかの違いにすぎず、直接糖の恐ろしさはどれも同じなのです。

もともと人間の体は糖を直接摂取できるようにはつくられていません。糖が酵素の働きなしにタンパク質や糖質に結合する反応を「糖化」と言いますが、これを人体に置き換えていえば糖による「老化現象」です。糖化の原因は糖分の過剰摂取で、糖化が進むと老化を促進するＡＧＥ（糖化最終生成物）が生成され、粥状（じゅくじょう）動脈硬化を助長します。

砂糖のような直接糖は細胞を崩壊させやすくし、ウイルスや細菌にも感染しやすくなり、いわゆるアトピーやアレルギー、メタボの主原因にもなり、ガンにもなりやすく、精神的にも人を狂わせます。何ひとつとして、いいことがありません。

砂糖は良くないが、野菜や果物に由来する「果糖（フルクトース）」なら体にやさしいというイメージを持つ人がいますが、それも大きな間違い。**果糖はハチミツやベリー類、メロン類などの果物に多く含まれており、砂糖よりも甘く、有害**なのです。

古代の人のように野菜や果物からだけフルクトースを摂るなら、繊維やビタミン、ミネラル、酵素といった有益な植物栄養素と一緒になっているので、フルクトースのマイナスの代謝効果を緩和し、繊維などが糖の吸収をゆっくりにしてくれると考えられています。ただし古代人で果物だけを食べている種族はほとんどいませんし、フルータリアンで健康を維持していた古代人もいません。果物も食べ過ぎには注意です。

現在、食品・飲料の製造に使われている果糖の多くは、トウモロコシのでん粉を原料にした「高フルクトース・コーンシロップ（異性化糖）」なのでさらに危険です。別名、**「ぶどう糖果糖液糖」**や**「果糖ぶどう糖液糖」**ともいわれます。

今や炭酸飲料やスポーツドリンク、ノンオイルドレッシング、焼き肉や納豆のタレ、ヨーグルトなど、ありとあらゆるものに使われていますが、こうした加工品では繊維が除去されてしまうため、糖分が吸収されやすく、また野菜や果物の果糖と比べて、大量の果糖を摂取してしまうため、メタボリックシンドロームや糖尿病などへと発展しやすくなるのです。

アメリカはキューバ革命によって砂糖不足に陥ったことを皮切りに、砂糖の代替品としてこの「高フルクトース・コーンシロップ」を用いました。アメリカ政府はトウモロコシの生産を助成金を出してまで後押しし、アメリカの食生活を一変させました。その結果、何が起きたかというと、数多くの病気を生み出したのです。

さらに、安価で大量に生産できる遺伝子組み換え技術が発展した昨今は、アメリカのトウモロコシの作付面積は、遺伝子組み換え品種が85%以上といわれています。ですから、健康への影響は「高フルクトース・コーンシロップ」だけが問題ではなく、「遺伝子組み換え食品」や「農薬」とセットで考慮しなければならないものとなっているのです。

アメリカの一部では「高フルクトース・コーンシロップ」の禁止運動も広がっていますが、日本ではその危険性すら知られていないのが現実ではないでしょうか。

糖質のことでもうひとつ付け加えるなら、**ベジタリアンの人も糖質過多になりやすい**ということです。ベジタリアンの人は非常に虫歯になりやすいことが観察できます。

なぜかというと、ベジタリアンの人は野菜中心なので、炭水化物といも類が多くなりがちです。そうすると、栄養不足になると同時に、どうしても糖質摂取率が高くなってしまうのです。

古代人や野生動物の虫歯保持率は約0・01%とほとんどないに等しいのです。これはどういうことかというと、直接糖の摂取をしていないことに加え、糖質の高い野菜をさほど摂らず、栄養が豊富な肉や魚中心の食生活だった、ということが背景にあります。

**「病気の第一歩は虫歯」**といっても過言ではなく、虫歯になるということは糖質の摂り過ぎもありますが、免疫が弱っている証拠でもあります。

牛乳やタバコも歯を弱くしますが、歯を弱らせて免疫が低下をすると、様々な病気になりやすくなります。

「生活習慣病ドミノ」といって、たとえば「糖質過多→虫歯→歯周病→糖尿病→ガン」とドミノを倒すがごとく、連鎖的に病を引き起こしていくのです。

イヌイットやネイティブアメリカンなどはほとんど動物性のものしか摂取しないで、病気もせず長寿でしたが、日本の場合、海も川も森もありますから、昔から日本人はいろいろなものを食べて長生きしてきました。

糖質制限をして肉や魚を食すことの利点もよく承知していますが、こういう視点で私は

「雑食」をお勧めしています。現代は毒が多いですが、肉や魚は解毒力が弱い。ですから、**古代人よりも植物性をやや増やした食事**を私自身、心がけていますし、人にもお勧めしています。通常古代人は動物性食品7、植物性食品3の割合で食べていたと言われますが、私は6対4か5対5くらいの割合にしています。

## 「牛乳」で骨折率・発ガン率・死亡率が高まる

「牛乳はカルシウムの多い完全栄養食品で健康に良い、というのは嘘」というのは、もう一般に浸透している話ですが、牛乳の害は非常に大きいので、ここでももう一度述べておきましょう。

この「牛乳健康説」は戦後のアメリカの占領政策に端を発しています。アメリカは日本にパン食を定着させて、アメリカの小麦を売りつけようと画策します。ところが、パン食に味噌汁は合わない。必然的にパンには牛乳だろうということになります。

そこで「牛乳は完全栄養食品だから健康に良い」というプロパガンダを行い、学校給食に取り入れました。すべては産業のため、金儲け（かねもう）のためであり、すべてはアメリカナイズされた考え方に洗脳するためです。

牛乳はあくまでも子牛にとっての完全栄養食品です。何しろ、生まれた時は約50キログラムの子牛が、わずか２～３年で４００～１０００キログラムもある成牛になるわけですから、牛にとって牛乳は完全栄養食品と言って間違いないでしょう。

しかし、牛にとっての完全栄養食品を人が摂るとどうなるか。**「早熟」と「早老」**です。体は早く大きくなる半面、様々な病気にかかりやすくなります。

牛乳に含まれている乳糖は「ラクターゼ」という分解酵素によって分解されますが、このラクターゼが日本人を含むアジア人やアフリカ人などの場合、離乳期以降は分泌されなくなります。分解酵素がないのに牛乳を飲み続けるとどうなるか。乳糖に含まれているカルシウムが吸収できないだけでなく、ほかの食品から摂取したカルシウムまでも体外へ排出してしまうのです。

つまり、牛乳を飲むと骨が強くなるというのは嘘。カルシウム不足になりますから、逆に骨を弱めてしまいますし、虫歯にもなりやすくなります。

スウェーデンのウプサラ大学で牛乳の消費量と死亡率や骨折頻度について調査した結果、1日に3杯以上牛乳を飲む人は、1日1杯以下しか牛乳を飲まない人と比べて1・93倍の死亡率だったことが明らかになっていますし、股関節（こかんせつ）を骨折する確率は60％、骨折全般で見ても15％も高い数字が出ています。

アメリカでは、**骨粗鬆症（こつそしょうしょう）が多いのは牛乳の摂り過ぎ**だからだといわれていますし、よく牛乳を飲むノルウェーは日本の5倍の骨折率だともいわれています。

しかも、牛乳は骨を弱めるだけではありません。『What's in Your Milk?』（あなたの飲んでいるミルクには何が入っている?）という本の中で、エプスタイン博士はこう警告しています。一部抜粋して紹介します。

「**ミルクの20％は遺伝子組み換え**である。専門用語ではrBGHと言い、小文字のrは、recombinant＝組み換え体、BGHは、牛成長ホルモンである。（略）（ミルクには）IGF-1（インスリン様成長因子1）という天然成長因子が極めて高いレベルで含まれている。これは天然の成長因子であり、正常な成長を司る因子ではあるが、rBGHミルクを飲むと、この成長因子が異常に高いレベルになってしまう。このミルクを飲む と、IGF-1は消化作用を生き残り、小腸から血液へと簡単に吸収される。IGF-1のレベルが増加すると、乳ガンの危険性が増す。我々は、これを示す20件の発表を行っている。また、10件の発表で結腸ガン、別の10件の発表で前立腺ガンの危険性が増すことを示している。更に問題がある。IGF-1の増加は、早期のガンに対抗する自然の体の防衛メカニズム(アポトーシス)を阻害するのである」

ほかにも多くの科学者がガンと牛乳との危険な関係を指摘していますが、**畜産で育った乳牛の牛乳には成長ホルモンや女性ホルモンのほか、抗生物質や過酸化脂質も入っています**。牛乳が性ホルモン系のガン(前立腺ガン、乳ガン、卵巣ガン)の発症リスクを高めることは、いくつもの医学研究結果として報告されています。

にもかかわらず、日本の多くの医学者はそれを懸命に否定します。こんなに体に悪い牛乳を「体に良いもの」として捏造(ねつぞう)して売り込むのは、売り込む理由があるからでしょう。

GHQ(連合国軍総司令部)による占領期間中、保健所に勤めることができた栄養士の条件は「乳業の専従栄養士であること」でした。

また、母子健康手帳は昭和23年につくられていますが、誰がつくったかというと乳業メーカー。当時そこには「牛乳（粉ミルク）を飲ませるように」としっかり明記され、カバーには森永乳業、雪印乳業、明治乳業などのコマーシャルが載っていたのです。

**いかに政府と乳業界が癒着し、牛乳の普及に努めてきたか**がよくわかるエピソードです。

現在の日本は食事情も安定しており、選択肢もたくさんあります。そういった状況において、これだけの弊害のある牛乳をあえて飲む必要がいったいどこにあるのでしょうか。

もちろん、私も飲みませんし、家族にも飲ませません。

## 私たちは1日80種類の添加物を食べている

さて、お昼のオフィス街、12時になると一斉にオフィスビルから人が出てきてコンビニへ入っていく光景をよく見ます。お弁当とサラダ、清涼飲料水やダイエット飲料、トクホマークのお茶を手に、レジに行列をなしています。

毎日この列に並んでいるという人、健康で長生きしたいのであれば、今すぐその食生活を見直したほうがいいでしょう。

コンビニで買った、ある日のランチを例に、私たちが日頃摂取している食物の世界を見ていきましょう。

まずは、お弁当。成分表示を一度声に出して読んでみてください。読んでいるうちに舌をかむほど、ズラリと食品添加物の名前が列記されているはずです。

私たちは1日に約80種類以上の食品添加物を食べているといわれていますが、そのほとんどが石油精製物質です。**日本で採用されている添加物の中には、欧米では種類や濃度を規制されているものも非常に多い**のです。

発ガン性の疑いがあるもの、組み合わせによって化学変化で発ガン性があらわれるものなど「食品添加物の食い合わせ」もあり、人体への有害性は書き出すと本当にきりがありませんが、よく使用されている食品添加物の定番を紹介しておきます。

・安息香酸ナトリウム（保存料）

・BHA／BHT（酸化防止剤）
・グルタミン酸ナトリウム（うま味調味料）
・ソルビン酸／ソルビン酸カリウム（保存料）
・亜硝酸ナトリウム（発色剤）
・赤色2号／赤色3号／緑色3号／コチニール色素／青色1号／黄色4号（着色料）
・カラギーナン（増粘安定剤）

お弁当やお惣菜などに入っている定番といえば「グルタミン酸ナトリウム」。うま味調味料です。お弁当の定番のから揚げやハンバーグ、副菜の切り干し大根煮にもよく使われていますが、「グルタミン酸ナトリウム」は精神疾患、てんかん、内臓脂肪増加などの要因となっていて、心臓病や糖尿病、メタボリックシンドロームのリスクを高めます。

ハム・ソーセージなどの加工品によく使われる発色剤の「亜硝酸ナトリウム」。これと日持ちのために使われる保存料の「ソルビン酸」の2つが化学変化を起こすと、発ガン性を疑われる物質をつくり出すことも知られています。

また、鮮やかな色のたくあんやしば漬けなどに使われている着色料は、どれも発ガン性が高く、アレルギーなども誘発しやすいことが動物実験でも実証されています。

## カット野菜は栄養までカットされている

次に、お弁当だけでは野菜不足ではないかと、サイドメニューとして買いがちなのがサラダ。あのカップに入ったカット野菜を見て、おかしいと思いませんか。

通常、野菜はカットして置いておくと黒ずんだり、しおれてくるものですが、カップに入ったあのサラダはカットされているのにもかかわらず、ずっとシャキッとしています。こういったコンビニの野菜サラダやスーパーなどでも販売しているカット野菜は黒ずんだりしおれてしまっては売りものになりません。そこで、**変色防止や殺菌・消毒などの処理が施されている**のです。

カットした野菜は「次亜塩素酸ナトリウム」という非常に強い殺菌効果のある消毒剤に

浸して変色防止と殺菌処理をし、さらにシャキシャキ感を出すために「pH調整剤」に浸すこともあります。

この「pH調整剤」は食品のpHを弱酸性になるよう調整することで、食品の腐敗を抑える食品添加物。クエン酸、クエン酸ナトリウム、炭酸ナトリウム、リン酸塩などを一括表示したもので、合成保存料の代替物質として微生物の抑制のために使われています。

「次亜塩素酸ナトリウム」はカビ取り洗剤や哺乳瓶の殺菌洗浄剤にも使われている強烈な薬品なのですが、**カット野菜として販売される場合は「次亜塩素酸ナトリウム」の表示義務がありません**。なぜなら製造工程で使われた化学薬品については加工助剤として表示義務が免除されるというマジックがあるからです。

農薬まみれで、そもそも栄養価の低い野菜に、こういった処理を行うと、サラダの野菜に含まれる栄養価がさらに少なくなるのは当然のこと。そんな野菜をいくら「20品目」摂ったとしても、健康にいいわけがありません。

さらには、先述した「高フルクトース・コーンシロップ」を使用したノンオイルドレッシングというメタボの要因のおまけ付きです。

# 「ゼロカロリー」なのに太るワケ

そして、ペットボトルの清涼飲料水やダイエット飲料。これらには発ガン性がある「安息香酸ナトリウム」が抗菌・静菌作用のある保存料として含まれていることが多く、それに加えて人工甘味料も多く使われています。

**人工甘味料はかつて「チクロ」や「サッカリン」など発ガン性があることがわかって社会問題となり、使用禁止になりました**（サッカリンの使用は再認可され、ガムや歯磨き粉などに使われています）。

最近は社会問題化することもなく、それと代わって「アスパルテーム」や「スクラロース」といった人工甘味料が大手をふるっています。

アスパルテームは砂糖の500倍、スクラロースは600倍の甘味があるといわれていますが、これらは摂取してもカロリーにならないことで、**ゼロカロリーのダイエット甘味**

**料として炭酸入りのダイエット飲料によく使われている**のです。

しかしながら、ダイエットに関する有効性を検証したほぼすべての調査で、人工甘味料を使った人は普通の炭酸飲料を飲んだ人より、むしろ体重が増えたという結果報告が出ています。

動物実験などでは、成長の遅れや赤血球の減少、甲状腺の働きの衰え、マグネシウムとリンの欠乏、肝臓・脳の肥大、肝臓細胞異常、卵巣収縮、白内障の可能性が高まる……といったリスクが指摘されています。そのうえ、こういった代替人工甘味料は大脳辺縁系の報酬回路を刺激するとされており、麻薬のような依存性が高いのです。

手軽なダイエットのうたい文句に惹(ひ)かれ、健康や美容のためにと人体にはまるで良くない化学物質を摂取して、病気や不健康を引き起こしては元も子もないというものです。

# 不健康になりたければ、「トクホ（特定保健用食品）」を

だったら、「特定保健用食品（通称：トクホ）」のドリンクなら安全・安心だろうなどと思っている人がいるようですが、これも大きな間違いです。

「トクホ」とは、1991年に創設された「保健機能食品制度」によって、消費者庁（2009年8月までは厚生労働省）の食品の有効性や安全性についての審査を経て許可された食品には「トクホ」のマークをつけて「特定の成分や効果」を表示することができる商品のことです。

実際のところ、詳しい研究や実験が行われているわけではありませんし、中には**むしろ健康に悪影響を与える商品も存在**します。にもかかわらず、健康ブームに乗って、「脂肪の吸収を抑える」「お腹の調子を整える」「食後の血糖値の上昇を抑える」といったうたい文句のトクホの商品がコンビニにはたくさん並んでいます。

その最たるものが、トクホマークの付いたコーラじゃないでしょうか。まず、発ガン性の高い人工甘味料を使用している時点で、砂糖たっぷりの普通のコーラのほうがまだましという意見もありますが、人工甘味料のほかにカラメル色素や酸味料、香料、カフェインなどが入っています。

これでなぜ「トクホ」なのかというと、脂肪の吸収を抑えるといわれている水溶性の食物繊維の一種である「難消化性デキストリン」が入っているからしいのですが、それ以外は水と添加物なのですよね。

これで、**なぜ国はこの商品を健康になる商品だと認可しているのか**。その意図について、私たちはもっと想像力を働かせて考える必要があるのではないでしょうか。

ある日のコンビニランチを例にとって、様々な食品の害について紹介してきましたが、ランチだけでこれだけの毒を摂取しているのです。これが3食、毎日摂取していたら、さて、体はいったいどういうことになるのでしょうね。

# 日本の「農薬使用量」は世界トップレベル

日頃、私たちがよく摂取している食品添加物と並ぶ毒の二大巨頭といえば、「農薬」が挙げられます。

「中国産の野菜は怖い」と言う人がいますが、いやいやどうして、日本の農薬使用量も世界トップレベルです。経済成長とともに、中国の使用量の伸び率が著しいですが、**農薬使用率の1位争いをしているのが日本と韓国**なのです。

日本でよく使用されている農薬は、ネオニコチノイド系のほかに、グリホサート系、有機リン系がトップ3に挙げられます。

ネオニコチノイド系は、脳のシナプス部分にある神経伝達物質アセチルコリンの受容体に結合し、**神経を興奮させ続けることで虫を殺す**農薬です。

グリホサート系は植物の成長に必要なアミノ酸生成をストップさせる作用を持つ超強力

な農薬で、**発ガン性**が数多くの調査で指摘されています。

有機リン系は、神経や呼吸系に作用して虫を殺す農薬で、**同じ系統に神経ガス**として「サリン」が有名です。

いくら害虫駆除のためとはいえ、こうやって農薬の作用を見るとぞっとしませんか？　農薬を浴びた作物をいくら洗ったとしても細胞まで染み込んだ農薬は洗浄しきれませんから、農薬入りの作物を摂取する恐ろしさを思い知らされます。

たとえば、ネオニコチノイド系の農薬のひとつである「アセタミプリドＭＲＬ」のリンゴに対する使用基準はアメリカの2倍、ＥＵの２・８倍。いちごはアメリカの5倍、ＥＵの6倍。茶葉にいたっては、ＥＵの３００倍もの使用基準値を設けています。日本の使用基準はなぜか飛び抜けて高いのがわかります（ＮＰＯ法人　ダイオキシン・環境ホルモン対策国民会議、２０１２年発表より）。

そもそもこのネオニコチノイド系の農薬はミツバチの激減に関係あるとされ、人間の脳にも悪影響を及ぼすとされ、その猛毒性からＥＵをはじめ、多くの国で使用禁止になっている代物です。一部のネオニコチノイド系農薬を韓国やアメリカの一部の州で規制。中国でもネオニコチノイド系と似た性質を持つ「フィプロニル」を規制しているにもかかわらず、**日本は世界で危険とされる農薬の残留基準値を緩和する方向にある**のです。

慣行栽培（化学肥料を使った一般の栽培方法）をしている農家も、自分たち用に農薬を使わずに育てた野菜を食べるというダブルスタンダードは、本当によく聞く話です。

農家だって使いたくて農薬を使っているのではないのです。では、なぜ農薬を使うのでしょうか？　虫食いや不ぞろいな形や汚れは自然である証拠ですが、それを嫌い、キレイな野菜を消費者が求めるからにほかなりません。

現代の作物の栄養価が低下している要因のひとつも、農薬の大量散布にあります。

形も均一で、虫食いの痕（あと）もない、**見た目に美しい野菜がどれだけ危険なのか**を考えないで、美しさを求めた結果、不健康や病気になっている。もはや、自業自得としか言えません。

## 食事の回数を減らせば、「毒の摂取量」も減る

「そんなこと言ったら、食べるものがないじゃないか！」。そんな声が聞こえてきそうですが、はい、その通りです！　食べなければいいのです。

「1日3食食べない」の良さは、長寿やアンチエイジング効果だけではありません。食べる量が多過ぎず血糖の上がる回数を減らせれば、その分、**体内に入ってくる毒の量を減らすことにもつながる**わけです。

今や、食品添加物や糖質たっぷりの食品・飲料や、農薬や放射能を浴びた野菜・果物、遺伝子組み換え飼料や投薬漬けで育てられた肉や魚など、社会毒をいっさい避けた食生活を送ることは、もはや無理に等しいと言っても過言ではありません。

であるならば、できるだけ食べる頻度を減らすことで、毒を体内に取り込まないよう心がけること、血糖の上がる回数を減らすこと、**量よりも質で食べる**ことが重要なのです。

そして、排毒効果の高い食材や栄養価の高い食材、社会毒を使っていない食材を選ぶことではないでしょうか。

放射能や金属などをデトックスする効果の高い食材、添加物、農薬を使わないで生産する農家や販売に携わる食品店もあります。

そういった農家や食品店を選ぶという行為は、消費者の意思表示になるわけです。キレイでサイズも均一の農薬と化学肥料たっぷりのにんじんよりも、農薬も化学肥料も使っていないから無骨で曲がって虫食いもあるにんじんを選ぶ消費者が増えていけば、農薬を使う農家も必ずや減っていくのです。

無農薬や自然農（自然栽培ともいう）、無添加の食物は高額でなかなか日常的に取り入れるのが難しいという人がいますが、「1日3食食べるな」であれば、毒の取り込みを避けられると同時に、1日に用意する食材の量も減ります。3食を2食にすれば少なくとも食材費を1・5倍にできますし、主婦の方はつくる回数も2回で済みますから楽ですよね。1日3食、オーガニックな食事を目指した食材調達は費用として難しくとも、1日2食なら実現できそうではありませんか？

## まずは「朝食ぬき」からはじめよう！

断食実践者は1日1食をよく推奨しますが、いきなり実行するのは難しいです。そりゃあ、3食しっかり食べていた人がいきなり1日1食はなかなか酷な話。まずは3食を2食に減らしていくところからはじめてみてはいかがでしょうか。

「1日2食」というと、ダイエット本をよく読んでいる女性などは、朝と昼をしっかり食べて、夕食を抜くのがいいのではないかと考えがちですが、違います。

まず、**朝食を抜くところからはじめてください**。1日1食にするとしても、朝食ではなく、昼か夜に食べるほうがいいのです。

1日のはじまりでもある朝食をしっかり摂ることは、健康のバロメータのように言われていますが、朝一番に食物を受け入れるように、実は肉体はできていません。**体は空腹を感じた時が、活動するのにもっとも適した状態**なのです。

どういうことかというと、空腹感は「食べ物がほしい」というサインではなく、「活動する準備が整いました」というエネルギー充填完了のサインなのです。

食べ物を体内に取り込み、消化吸収されるまでの時間は約4〜6時間。それが終わった頃に空腹感が生じるのです。

古代の狩猟民族は空腹を感じ、狩りに出かけ、食べるという「エネルギー充填→空腹サイン→活動（狩りによるエネルギー消費）→食べる」というサイクルができ上がっていて、余分なエネルギーをため込むこともありませんでした。だから、肥満にもなりませんし、食べ過ぎによる病気もなかったのです。

しかし現代は、狩猟がひと苦労だった古代と違い、すぐ食べ物が手に入ります。「活動しなさい」という空腹のサインを無視して、活動をせずに食べてしまっているのが現代。これが食べ過ぎの元凶ともいえるのです。

「でも、朝はお腹が空いて食べないと動けない……」という人がいますが、そういう人は立派な**「糖質ジャンキー」**だといえます。

朝は前日の晩に摂ったエネルギーがまだしっかり残っているはずですから、朝はお腹が空いてしかたがないという人は前日の夜に摂った糖質の影響で、不自然に空腹感にさせられているということなのです。

特に日本人は、夜に糖質の高いものを食べて血糖値を急上昇させ、3〜4時間経つと急激に血糖値が下がっていき、朝を迎えるという「隠れ反応性低血糖」になっている人も多いのです。

まず、朝食を食べないとクラクラしてしまうという人は、少しずつ糖質の量を減らすところからはじめてみましょう。そして2週間、朝食なしの生活を続けてみてください。ただ、水はしっかり飲んでくださいね。2週間後、体調の変化に気づくはずです。

脳が食べ物を欲する訴えを出さないようになり、朝食を摂らなくても朝から元気に動けるようになるのです。

## 「いい食事」は腹持ちする

「食べる回数を減らして、1日2食にしなさい」と言うと、その分、1回の食事でドカ食いしてしまうのではないかと心配する人が必ずいます。大丈夫です。そう心配する必要はありません。

**糖質依存から脱することができれば、脳の食欲中枢への刺激が少なくなっていき、十分2食で足りるようになります。**

私は基本的には、朝と昼は食べずに夕食だけ摂るようにしています。間には塩水を飲んだり梅こぶ茶を飲んだりはします。夕食は野菜、肉や魚をバランス良く摂ることを心がけ、自宅で食べる際のお米は100%玄米ですが、お酒を飲む時は、ごはんは食べません。なぜなら、お酒にも種類によって程度の差こそあれ、糖質が含まれるからです。それにお酒にはつまみが合いますからね。

厳密に「1日1食が絶対」とまでは考えず、お腹が空いたり、人との付き合いでランチをすることもけっこうあります。直接糖になるお菓子やスイーツ類などの甘いものはいっさい摂りませんが、ラーメンは趣味で月に1~2回食べることはあります。

要は、1日に食べる回数と糖質の摂り方に気をつけるということなのです。

これまで食べ過ぎていた人が、食べ物を前にしてお腹いっぱい食べるのを我慢するのは、なかなかの至難の業ではないでしょうか。**2回食では特別お腹いっぱいを我慢する必要はありません。**食事回数を減らすことですでに食べ過ぎを防いでいますから。

食べたくなるのは、糖質や様々な添加物など、まやかしでおいしくさせているものが私たちのまわりにはあふれているからであり、食品産業によるプロパガンダによって、とりあえず3食摂らなくてはいけないものだと思い込むことで、1日に3食も食べてしまっているだけなのです。

私たちは添加物などによって、「食べたい」という脳の欲求を刺激され、体にとっては必要以上に食べてしまっているにすぎません。内臓は1日1回の食事でさえも、食べ物を消化・吸収するだけでフル稼働しているのです。

ただ、大事なことは1日に2食でやっていく時に、何度も言いますが、本当に栄養価のあるものを摂るということです。「本物」を食べることです。

それさえ守ることができれば、「カロリーオーバーなのに栄養失調」という現状から脱することができます。逆に言えば、**食材の質を改善しないまま食事回数を減らしたら、ますます栄養失調に陥ってしまう**のです。

どんな食材を選ぶべきなのか具体的な話は、次のパートで話したいと思います。

## 子どもに「おやつ」は必要ない

私は母親たちから講演に呼ばれることが多いのですが、その際によく聞かれるのが「子どもの食」についてです。

先に大人は栄養価のあるものを摂取するのであれば、1日2食で十分だと言いましたが、育ち盛りの子に1日2食で良いのかとよく聞かれます。

すでに体ができ上がっている大人とは違い、体をつくっていかなくてはならない子どもに1日2食では少ないと考える気持ちはわかりますが、**何千年も子どもだって2食だったことを忘れてはいけません。**

ただ心配という気持ちはわかるので、1日3食お腹いっぱいになるまで食べさせるのは、やはり多過ぎると考えて実践することが必要です。

我が家では2015年6月現在で、5歳半の娘がいますが、幼稚園に行く日は1日2・5食くらいを心がけています。平日の場合、朝食は軽めにMEC食（肉、卵、チーズなど。しかし我が家ではチーズは摂らない）中心、ランチは幼稚園の給食をみんなと同じように食べ、夕食も家族で大人と同じものを普通に食べさせています。

休日の場合はブランチといった感じで、朝食と昼食を一緒に摂り、夕食は普通に摂ります。つまり1日2食です。

保育・幼稚園や小学校では自動的に食事が提供されるので、仕方がありません。園で出るおやつと牛乳に関しては、無理に勧めないようにお願いしていますが、彼女の裁量に任せてくれており、食べていないようです。

普段から、私は甘いものや牛乳の害について子どもに話しているので、娘は自ら食べないという選択を幼稚園でもしているのです。

子ども用のおやつを常に持参し、子どもが求めるままに与えている親を目にしますが、まったくナンセンスです。世の中では10時と15時のおやつが当たり前になっているようですが、はっきり言って**子どもにおやつは最悪**です。

理由のひとつは、まず食べ過ぎになるからです。いくら成長期にある子どもとはいえ、1日3食の食事に加えて二度のおやつは明らかに食べ過ぎです。

ましてや、常におやつを持ち歩き、ことあるごとに与えていては、子どもの小さな内臓は働きづめ。それでは、活性酸素も過剰に発生し、老化も早くはじまってしまいます。さらにいえばこれはまさに糖質依存でもあります。

子どもは騒がしいものです。言うことを聞かないものです。それを黙らせようと**親の都合だけで、おやつを与えている**親は実に多い。それでは体に悪いばかりか、しつけにも決していいとはいえないでしょう。

おやつが問題な理由は、甘いものが多いことにもあります。糖の有害性は何度も指摘してきましたが、大人でさえ避けるべき糖を子どもの体に与える害は計り知れません。元気な内臓がどんどん糖で汚染され、病気リスクも高めるのです。

無添加で砂糖を使っていなければ健康にいいのかと言うと、もちろん違います。せんべいやクラッカーなども「白い炭水化物」からつくられているもの。直接糖を体内に送り込むことに変わりありません。

また、砂糖を使っていなくても、甘い味がすることも問題で、**甘ければ甘いほど脳や衝動機構に問題が生じる**のです。

子どもに肉や魚が好物である子が多いのは、ある意味必然。タンパク質などの栄養素を欲しているからであって、野菜であっても好き嫌いが子どもに出やすいのもまた、当然のことなのです。

我が家ではほとんど間食をさせる習慣がありませんが、それでも時々、どうしてもお腹が空いた時などは、スルメや酢昆布、小魚などの乾きもの、ナッツ、炒り玄米、無農薬の果物などを食べさせています。

果物は最近の甘ったるい糖度の高い果物ではなく、昔ながらの酸っぱさの混じった果物をあげるのがいいでしょう。

子どもの頃に食べるものは、体と頭の基礎になります。これが後々までに影響するわけですから、食べ物の質に関しては、子どもにこそ大切にして選んであげたいものです。

では、私たちの大切な1食、1食は、何を食べたらいいのか、少しずつ話を進めていきましょう。

## 「マクロビ」で虫歯や血色不良になる

大人の場合、1日3食は不要と言いました。では、その大切な1食は何を食べたら良いのかという話です。

まず、一時期、非常にもてはやされた「マクロビオティック」。これはマクロビの考え方である身土不二(しんどふじ)、砂糖使用不可、乳製品使用不可、天然由来の食品添加物使用、天然塩の使用、一物全採などは、現代科学に照らし合わせても間違いではありませんし、賛成する一面もあります。

しかし、昨今のマクロビは菜食主義のようになっていますが、**もともとのマクロビは菜食でもなんでもありません。**また白砂糖はダメだが黒砂糖は良いなど、インチキ極まりないことを言うマクロビストも増えています。栄養学的に見てもタンパク質やミネラル、ビタミン不足になるのが明らかで、特に肉や魚などのタンパク質を避ける考え方は不健康に直結します。肉や卵や魚介類は縄文時代から続く貴重なタンパク源ですし、これを避けて健康になれる道理はありません。

**マクロビ実践者の中には、虫歯や血色不良の人が多い**と言われたりもします。特に菜食主義の人はどうしても穀物類や炭水化物が多くなるので、糖質過多になり、虫歯になりやすいのです。

ただ、女性など美容の観点から良い意味でのマクロビを実践し、実際に健康的になっている人がいるのもまた見逃せない事実ではあるのです。

また、最近見直されてきている「肉食」ですが、以前から肉食や先住民食に健康の秘訣があるとする識者は実は多いのです。

肉は血液の酸性度が高くなる酸毒化や、様々な健康障害を引き起こすとされる一方で、**肉は、野菜や大豆では不足する「必須アミノ酸」を摂りやすい**ともいわれています。ただ、肉食が血液を酸性にするというのは部分的には嘘であり、日本食を推奨するかの有名なマクガバンレポートもためになることが書いていると同時に嘘もけっこう書いているのです。というより科学の単一系判断により弱点を晒(さら)しているのがレポートの問題です。この辺りは難しいので割愛しますが、ごく簡単にいうととれたての肉は酸性作用がなく電子還元作用を持っていて、特にこれはジビエ（獣肉）などで顕著です。市販の肉は電子還元作用が弱くアルカリよりも酸性にしやすい要素はありますが、この理論だけで古代民族が健康で長生きした理由を見つけることはできません。

**イヌイットの人たちは野菜をほとんど食べず、アザラシや白熊などの肉を主食に生きてきました。**日本ではアイヌなども熊や鹿の肉を食べてきましたし、ネイティブアメリカンも鳥や獣の肉を食べてきました。彼らは非常に長寿で、ガンや心筋梗塞、虫歯などにもほとんどかからなかったといわれていますから、強靭(きょうじん)な肉体の源は肉であると、肉食を推奨する識者が多いのもうなずけるところではあります。

そうすると、「菜食がいいのか、肉食がいいのか」という質問をする人がいますが、その質問自体がナンセンスです。

私は菜食主義や肉食主義でも健康な人を知っていますが、結局のところ、食事は栄養学の観点だけでは語れないということなのです。

なにせ、世界にはまったく何も食べなくても生きていられる「不食の人」が存在しますから。何も食べなくても生きられると聞いたら、「正しい食べ方」などといった食事の概念が、ガラガラと音を立てて崩れていきませんか？

菜食にも肉食にもどちらにもメリットとデメリットがあるとするならば、じゃあ、何を食べるのがいいのか。私が推進しているのは**「雑食」**です。**栄養だけで食材を選ばず、いろいろ食べるのがいい**のです。

言ってみれば、栄養の観点だけでつくられた食事をひとりで食べるのは「エサ」です。多少の栄養や季節感などを多少考慮したメニューで、大切な人と笑顔で囲む食卓。これにまさるおいしい食事はないのです。

# 食事は「季節・風土・丸ごと」を意識する

もともと日本では1868年の明治元年まで肉食は一般的ではなかったにもかかわらず、**江戸時代の人々のほうが現代人よりもスタミナ豊富**だったといわれています。

古代の民族が古代の食事に合わせて体をつくっていったように、農耕の普及によって少しずつ農耕に沿う肉体に変化してきました。

日本人は長年、「まごわやさしい」に代表される食文化で培われ、穀物を主食とした食生活を送ってきたのです。それによって、欧米人に比べて腸が長いといった穀物の消化を得意とする身体特性を持っているといわれています。そして**体質的にはいわゆる和食が合う人と、古代人的な食事が合う人に二分される**ようです。

そういった日本人の体力や食生活、古代民族の肉体の強靱性などを考慮して考えると、日本の定食やつまみ料理や刺身は、非常に理にかなった食事だといえます。

まずは、食事で意識してほしい3点を紹介しましょう。

**①季節に合ったものを食べること**

「季節に合ったものを」と聞くと、「旬(しゅん)のものはおいしいから」と考えるでしょうが、それ以上の意味があるのです。

「滋味豊かな旬の料理」などという表現がありますが、滋味とは栄養豊富でおいしいという意味です。**旬の季節に育った作物こそ栄養価が高い**のです。

東洋医学の観点からいっても、季節に合ったものを摂ることは自然の摂理に沿ったことになるのです。

たとえば、今ではハウス栽培の進化で、真冬でもきゅうりやトマトがスーパーに並びますが、きゅうりやトマトは体を冷やす夏野菜です。真冬にわざわざ時季外れで割高な夏野菜を食べて体を冷やして、病気を招く道理はどこにもありません。

季節に合った作物を食べる。こうして自然の摂理に合わせることが、何よりも健康の秘訣です。

**②日本の風土に合ったものを食べる**

これは「身土不二」に基づいた考えで、「身（体）」と「土（土地）」は「不二（切り離せない関係）」という意味です。

ただ、世界中の料理を食べるようになり、世界中の農作物が日本でもつくられるようになった現代の日本では、何が日本の風土に合ったものか非常にわかりにくくなっているのが現実でもあります。

一方で、**料理の世界では和の野菜を使う店が増えてきています**。イタリアンやフレンチといったレストランでも、ごぼうやかぶ、大根といった和の野菜を使ったり、伝統野菜を農家と一緒になって復活させたりなど、良い傾向が出てきています。

そういったレストランに倣って、家庭でも和の野菜を積極的に取り入れてみてはどうでしょう。和野菜を洋風にアレンジすれば、飽きることなく日本の風土に合ったものを食べ続けることができますから。

## ③食べ物を丸ごと食べる

「一物全採」や「ホールフード」という言葉を聞いたことはないですか？　東洋医学の思想で、たとえば、魚なら頭から尻尾まで、いもやにんじんは皮つき、葉付きのままで、米は玄米で食べようという考え方です。

丸ごと食べる良さは、たとえば穀類や根菜類などは糖質が高いですが、丸ごと食べることによって食物繊維も摂り、その**食物繊維が糖質の吸収を緩やかにし、体に適した間接糖のかたちで取り入れる**ことができます。精米した白米は米の栄養素をすべて除去した、ただの糖質の塊にしかすぎませんから、玄米で食べることで外皮にあるビタミンやミネラルといった栄養素を摂取することができるのです。

また、日本の和食文化で見逃せないのが発酵食品。味噌やしょうゆ、納豆、漬けものなど発酵食品も一物全採だといえます。なぜなら、発酵食品に含まれる乳酸菌や酵母菌など微生物もこれらの食物に含まれるものだからです。

ちなみに、私はこの発酵食品を積極的に摂ることを意識して、日々、食事をしています。

発酵食品は腸内環境の向上に良い効果があり、**腸内環境が良くなれば、効率的に栄養素がつくられるようになる**からです。

すると、食欲も自然と抑制され、糖質が入ってこなくてもつらくなくなっていくのです。

そういう意味でも発酵食品は「1日3食食べるな」を推し進めてくれる強力なサポーターといえます。

## 「和定食」はなかなか万能

先に、日本人は長年、「まごわやさしい」に代表される食文化で培われ、穀物を主食とした食生活を送ってきたことを紹介しましたが、この**「まごわやさしい」は食養生のひとつの考え方**です。

生活習慣病予防やコレステロールダウン、老化予防、皮膚・粘膜の抵抗力強化、疲労回復、骨を丈夫にするなどといった効果があるといわれており、私も推奨しています。

すでにご存じの方も多いでしょうが、あらためて「まごわやさしい」は、どういうものか、ここでも紹介しておきます。

ま（まめ）＝豆類
ご（ごま）＝種実類
わ（わかめ）＝海藻類
や（やさい）＝緑黄色野菜、淡色野菜、根菜
さ（さかな）＝魚介類
し（しいたけ）＝キノコ類
い（いも）＝いも類

日本では昔からおなじみの食材ばかりですし、和定食でも定番ではないでしょうか。
「玄米ごはん、わかめとしめじの味噌汁、納豆、さといもとにんじんの煮物、ほうれん草

のごま和え、あじの塩焼き」なんていう定食メニュー、ありそうですよね。家庭料理でもそう難しいレシピではないはずです。

私自身は、先にも言いましたが、豆類は納豆や味噌など発酵したものをよく食べることを心がけていますが、実は**大豆にはフィチン酸という生物毒が含まれています。**

このフィチン酸は鉄や亜鉛、マグネシウム、カルシウムといった重要なミネラルの吸収を妨害するのですが、**納豆や味噌になると、フィチン酸は消滅**してしまうのです。

大豆が発酵する際に生じる乳酸菌がフィチン酸を食べてくれるからなのですが、この乳酸菌は大豆に含まれる糖質までもエサにして分解してくれる役割があります。

ですので、豆類を食べる際には、良質なタンパク質と食物繊維、腸内細菌の働きを良くする微生物（乳酸菌や納豆菌）を含み、大豆に含まれる毒も消し去ってくれる、「納豆」「味噌」「しょうゆ」「テンペ」などはお勧め食品です。

## 玄米ごはんと味噌汁で「放射能デトックス」

日本食の代表は「ごはんと味噌汁」ですが、この食事はこの百年くらいで日本に完全に定着しました。ただ、もとは麦飯や雑穀米も食べていたわけですし、米は昔は高級品でもありましたから、米ばかりを神格化しても問題はあると思います。また、先にも言ったように、**ごはんは白米でなく玄米でないといけません。**白米は精製されて栄養素がはぎ取られたカスで、糖質のかたまりだからです。

「塩を混ぜた玄米ごはんと、濃くてからい味噌汁」は、代表的日本食であり、健康食だといえますが、実はこの食事、**放射能を避けるためにもっとも普遍的な食事**としても推奨されているのです。

この食事療法は、長崎にある浦上第一病院（1960年、聖フランシスコ病院と改名）で自身も原爆に被爆しながら「食事療法」によって身を守る方法を実践して伝えたことでも有名な秋月辰一郎医師が推奨しているものです。

秋月医師の言葉を引用しましょう。

「食塩、ナトリウムイオンは造血細胞に賦活力を与えるもの、砂糖は造血細胞毒素。玄米飯に塩つけて握るんだ。からい濃い味噌汁を毎日食べるんだ。砂糖は絶対いかんぞ！　砂糖は血液を破壊するぞ！」

彼はもともと玄米菜食を実践していたことや医大の放射線教室で助手を務めていたことなどの経験が、病院スタッフや患者を原爆症から免れさせる食事療法へとつながったのでしょう。

チェルノブイリ原発事故の際も、秋月医師の手記が英訳されていたこともあって、味噌がヨーロッパに大量輸出されていた逸話も残っていますが、秋月医師が実践していた食事法は「対放射性物質」に限った話ではなく、体調をよく保つための基本的な食事だといえるのです。

「玄米ごはん、塩、味噌汁だったら、簡単にできそう」と思った方はちょっと待ってください。どんな玄米、塩、味噌を選ぶかが重要です。

玄米は栽培過程で放射能を吸い取って蓄積してしまう性質があるので、**放射能濃度が高い地域の玄米は、逆に健康を損なう**可能性があります。

味噌は塩分だけでなく発酵食品であることに意味があるのですが、食品添加物が入っているものを使ってはいけませんし、「塩分控えめ」と書かれた味噌もNGです。これを使うのは「不健康になりたい」と宣言しているようなもの。**塩を控える代わりに食品添加物を使っている**からです。

塩選びも非常に重要です。市販されている塩の大半は化学的に精製された「精製塩」で、精製塩のほぼすべてが「塩化ナトリウム」で構成され、天然の塩が持つ様々な価値を残していないからなのです。

精製塩は人間にとって必須のミネラル（カリウム、カルシウム、マグネシウムなど）がほとんど取り除かれています。その結果、体内のミネラルバランスを狂わせてしまうのです。

「高血圧＝塩の摂り過ぎ」と多くの人が思っていますが、大嘘です。天然塩ではなく、**精製塩を摂取することで血圧を狂わされている**のです。

そもそも天然の塩は、人体に必要なミネラルが多数含まれています。動脈硬化や老化、認知障害を防いでくれる効果もありますし、血圧をコントロールする作用までも持ち、いわゆる生体恒常性が保たれやすいのです。

日の丸弁当に代表される「梅干し」や「漬物」も自然由来のクエン酸や菌、ミネラルが化学物質や放射性物質などを解毒してくれる効果があり、積極的に摂ってほしい食品です。ですが、昔ながらの製法による天日干しや天然塩を使ってこそ、意味があるというものなのです。

人間の血液と海水に含まれる元素はよく似ており、ナトリウム、塩素、カリウム、カルシウム、マグネシウムなど比率もほぼ同じです。

ということは、**海水の組成成分を考えた塩を使うことが非常に重要**だということがわかるはずです。

「塩」という字は「人が口にして血になる土」と書きます。良い塩が良い血液をつくる。ぜひ、覚えておいてください。

## 糖は糖でも「ネバネバした糖」は摂る

再三にわたって糖質の危険性については話してきましたが、そんな私でも積極的に摂っている糖があるというと、驚くでしょうか？

**「ムコ多糖類」**と聞いてもあまりなじみがないかもしれませんが、これは糖がたくさんつながったものの総称で、「ムコ」はラテン語の「ＭＵＣＵＳ＝粘液」を由来に持つ言葉で、「ネバネバ・ヌルヌル」を表現しています。

ネバネバ系といって思いつく食材といえば……？　納豆やおくら、山芋などが、このムコ多糖類に属します。

ほかにも、アンコウやドジョウ、ウナギ、ナマコ、スッポンなどの「ヌルヌル系魚」。カレイ、ヒラメ、アワビ、カキ、魚の目玉のまわり、フカヒレ、ツバメの巣といった「高級魚介系」。

このムコ多糖類には免疫力アップや血糖値調整、新陳代謝の促進などだけでなく、骨の形成促進、水分媒介による組織への栄養補給強化などの効果があり、**難病治療にも役立つ可能性も指摘**されています。

「あれほど糖は体に悪いと言ったのに、これは大丈夫なの？」と考える人もいるかもしれないですが、糖の害があるのは、砂糖や白米といった精製された直接糖の形で摂った場合です。

ほかの栄養素と一緒に取り入れることで体内で分解されてできる間接糖であれば、食べる量さえ多過ぎなければ大きな問題はありません。

ムコ多糖類に属する食材は和の食材も多いですし、和のほかにも中華や洋風のアレンジなど料理のバリエーションも豊富な食材といえます。

私も居酒屋などに行った際は、納豆やおくら、長芋、漬物、卵、海鮮などを混ぜて食べる「ばくだん納豆」をお酒のあてによく注文します。どんぶりにすれば、子どもも楽しんで食べられるのではないでしょうか。

## 外食は「何を食べる」ではなく「何を食べないか」

先ほども言ったように、農薬や食品添加物といった社会毒がまったく入っていない完璧な食事を1日3食目指すのは難しいですが、食事回数を減らすなら実現性が高まるはずです。

ただ、仕事での付き合いや家族団欒(だんらん)のひとつとして外食することだって当然あるでしょう。外食先は選び抜いた上質な食材を使った食事を出す店ばかりではありませんから、ある程度割り切ることも必要です。

それに、時には栄養価よりも、仲間や家族との楽しい食事の時間のほうが心の栄養になる場合だってあります。神経質に完璧な食事を目指し過ぎないことが、上質な食事を長続きさせる秘訣だといえます。

外食する際に私が気をつけていることは「何を食べるか」ではなく、「何を食べないか」

です。避ければ済むだけの話なので、そう難しくありません。

外食先で絶対に食べてはいけないものは**「砂糖が入ったもの」「甘いお菓子類」「乳製品」「アメリカ小麦」「アメリカ牛」「ブラジル鶏」「外国産とうもろこし」「質の悪い油」**です。

たとえば、講演会などの懇親会などでチェーンの居酒屋なのに行かざるを得ない場合は、居酒屋の定番メニューである「ポテトフライ」や「オニオンリング」といった油を大量に使ったものや高温で調理されたもの、食材に不安が高いものなどは頼みません。

「魚の刺身」「馬刺し」「カルパッチョ」「サラダ」「漬物」など生ものと発酵食品、あとは旬のものを食べるようにしています。塩やしょうゆなど携帯している場合は、それを使うこともあります。

そんな私でも、時には仲間たちと朝まで飲んで二日酔いになることもありますし、そんな夜のラーメンはなかなかおいしかったりするものです（笑）。

要は、食品の害を知ったうえで害のある食品を選ぶのか、食品の害を何も知らないで害のある食品を選ぶかの違いです。

害を知っていれば、ラーメンを食べた日は明らかに糖質過多ですから、**翌日は糖質を落とした食事や解毒性の高い食事を摂る**ようにしたり、食事そのものを1食減らしたりと、食に対して何かしらの努力を心がけるものです。

社会毒のある食品を食べてしまったからといって、即座に体に害を及ぼすものではありません。社会毒は少しずつ体を蝕(むしば)んで人を不健康にしていくものが多いのが特徴です。だからこそ、多くの人がその害に気づかずに摂取し続け、病気になっていくのです。

1回の食事で社会毒を取り込んでしまったからといって、そう罪悪感を抱く必要はありません。次のパートでも説明しますが、排毒効果の高い食材もありますし、日常生活において社会毒をまったく受けないで暮らすことは皆無に等しいのです。

栄養価の高い上質な食事を目指すことは大切ですが、そこにとらわれ過ぎないこともまた大切でしょう。

あまり度が過ぎた健康志向は、逆に不健康をもたらすケースも多いのです。なぜなら、健康志向の度が過ぎるということは、健康以前に生き方や死に方を考えていないからです。**健康はあくまでも目的ではなく手段。**どんな生き方や死に方を選択したいのかが重要だということを忘れないようにしてください。

食事は食物をただ摂取するだけの行為ではなく、一緒に食事を楽しむ相手との時間や空間、空気までも食べているものです。食事へのこだわりは7～8割くらいがいいのではないでしょうか。

# part 2

# 本物の食材の<br>見分け方

# まずは「調味料」を変える

パート1で話したような社会毒について、私は講演などでも話す機会が多いですが、質疑応答の際に必ずといっていいほど聞かれるのが「まずは何から食品を変えたらいいでしょうか？」という質問です。

私は**「調味料」**だといつも答えるようにしています。なぜなら、調味料は料理をする時に必ず使うものであり、さほどコストをかけずに毎日の食生活に影響を与えられるものだからです。

調味料の基本は、しょうゆ、味噌、塩、みりん、酢、酒ですが、大量生産で流通しているもののほとんどが偽物といってもいいでしょう。

調味料を選ぶ基準は「昔ながらの製法のもの」で、食品添加物をいっさい加えていないものが理想です。

右記の調味料を読んで、まさか「あれ？　砂糖は？」と思った人はいませんよね？　調味料の使い方の基本として「さ・し・す・せ・そ」という語呂合わせがありますが、煮物など砂糖を味付けに使う人は今すぐ砂糖で味を付けることをやめましょう。ちなみに我が家に砂糖はありません。

これから紹介する調味料は自然な甘味があるものばかりです。これらをしっかり選べば、もう**砂糖なんていう覚醒剤を使わなくても、十分おいしい料理がつくれる**のです。

### ●しょうゆ・味噌

**しょうゆなら自然醸造、味噌なら自然発酵のもの**を選ぶといいでしょう。昔ながらの製法なら、遺伝子組み換えではない大豆と天然塩を使って、1年以上かけてゆっくりと発酵させたもののはずです。なぜ1年以上かけて発酵させたものがいいかというと、発酵の過程で生成されるアミノ酸などが豊かだからです。

「減塩」表示のあるものはNGです。減塩にすると、腐敗してしまうために防腐剤を添加し、減塩によって味が低下するのをカバーするために、pH調整剤や化学調味料、香料や着色料などが使用されているからです。

それでも塩分が気になるのでしたら、使う量を減らせばいいだけの話です。

## ●塩

塩は精製塩ではなく、**海水を天日干しにしたもの**を選びましょう。成分表に「ナトリウム」「マグネシウム」「カリウム」などのミネラル表記があれば、海水の養分が残っていると考えていいでしょう。

本来、塩は血液の殺菌能力の元になるなど、血液や血管にいい作用ばかりなのです。本物の塩であれば、病気になるような高血圧は招きません。摂取量を気にするどころか、むしろ積極的に摂ったほうがいいのです。

## ●みりん

こちらも伝統的な製法で、**上質なもち米と米麹（こめこうじ）を原料に米焼酎などを使って、醸造期間は2年以上の長熟をしているもの**を選びましょう。ただし甘みの観点から本物のみりんであっても使い過ぎは良くないと思います。

スーパーマーケットなどで売られている標準的な「本みりん」は、戦後開発された2〜3カ月の速醸法で、醸造アルコールや水あめなどが加えられて、味が調整されています。また「みりん風調味料」にいたっては、水あめや異性化液糖のほか、アミノ酸系の調味料や酸味料なども添加しており、アルコール分も含まれていません。

本来みりんは「甘味滋養飲料」などと言われた高級酒で、もともとは酒税法によって酒屋でしか買えないもの。一般的に知られる本みりんはアルコール分があるため、酒税法上の区分けとしては「本みりん」にあたりますが、本来の製法でつくられたみりんとはまったくの別物なのです。

## ●酢

こちらも砂糖や酸味料、うま味調味料などを添加していない、**成分表示の少ないもの**を選びます。「醸造酢」の場合は「米酢」なら米と麹のみ。「果物酢」は砂糖を加えていないものを選びましょう。

また、梅干しをつくる際にできる「梅酢」に含まれる「梅酢ポリフェノール」は、健康増進成分として注目されるポリフェノールの中でも、インフルエンザウイルスの増殖を抑え、感染力を弱める効果があることもわかっています。無農薬の梅と天然の塩を使った梅干しは、寒い季節には積極的に摂りたい食品のひとつです。

### ●酒

「料理酒」と書いて売られているものがありますが、料理に使うお酒だから、料理酒がいいなんてことはまったくありません。料理酒として売られているものの成分表示を見ると、たいてい「ブドウ糖」「水あめ」「酸味料」などの添加物がたくさん入っています。

日常料理で使う調味料ですから、金額の張るお酒である必要はありませんが、**米と米麹だけしか原材料に書かれていない「純米酒」**を選びたいものです。

基本的に調味料のほとんどが、原材料や成分表示が短ければ短いほど添加物の危険は低くなるものです。昔からの製法でつくっているものは、成分表示が「米」「大豆」「塩」など非常にシンプルで、子どもでもわかるような内容が多いものです。

「アミノ酸等」といった大人が読んでも正体不明の表示があるものは、避けるのが賢明でしょう。

## 「安い油」は絶対に避ける

調味料と並んで、見直したいものといったら、油です。

油脂は水とともに生きていくうえで欠かせないもので、コレステロール、中性脂肪、ホルモンなどは油脂と密接な関係があります。さらには、**皮下脂肪や内臓脂肪だけでなく、神経細胞や神経組織、細胞膜にいたるまで油脂が基本となって構成**されています。それだけに、油選びはもっとも重要だといえます。

基本的には調味料と同様、昔ながらのつくり方で、余計な操作はせず、圧搾によって搾(しぼ)られた油を選びたいものです。

大量生産された安い油はすべて化学物質を使って不自然に抽出された油だと思っていいでしょう。それによって生じるのが「**トランス脂肪酸**」です。

トランス脂肪酸は今、海外でもっとも危険視されている脂肪酸で、糖尿病、高血圧、コレステロール疾患、心臓血管の疾患、ガン、リウマチ性関節炎、カンジダ症、アレルギー、うつ、慢性疲労など、ありとあらゆる病気に関与すると言われています。

ニューヨーク市では使用を完全禁止にしているほどですが、日本ではこの危険性に気づいている人はまだわずかです。

トランス脂肪酸は不飽和脂肪を過熱して水分を蒸発させ、脂肪を凝固させたもの。こうした脂肪酸は人工のもので、自然には存在しないのですが、なぜこのような加工をするのかというと、長持ちするという保存の面で都合がいいからです。

この**トランス脂肪酸の代表格が「マーガリン」や「ショートニング」**です。これらはプラスチックとほとんど変わらない構造をしていて、蟻も近づかない代物です。自然のものではないトランス脂肪酸は、体内で栄養素として有効利用されることなく、ただゴミとして溜まっていくのです。

にもかかわらず、食品業界では保存性が高い油として重宝されており、スナック菓子やスイーツなどに多用されているのです。

油のパッケージや成分表示などには「トランス脂肪酸」などとはもちろん書かれていません。日本では表示義務がないのです。

では、どうやってトランス脂肪酸かどうかを見分けるかというと、基本はやはりラベルです。**「水素化油脂」や「植物性油脂」**とあったら、トランス脂肪酸のことですから、覚えておきましょう。

食用油は調理に欠かせないものですが、これらの製法や原材料が公開されることは実に稀なのです。

もっともリスクが高い油が一般的な**「サラダオイル」**で、原材料は大豆油や菜種油、綿実油やコーン油、ごま油、オリーブ油などの食用油を混ぜ合わせてつくられますが、その混合率などは企業機密になっています。

しかも、ノルマルヘキサンという劇薬で抽出し、加熱処理されてつくられているのですが、この製造法は大いに問題アリです。

ノルマルヘキサンが有害物質であるうえに、精製する際に原料の飽和脂肪酸の分子構造が変化し、トランス脂肪酸になります。そこへ酸化防止剤など、様々な添加物が加えられたのが一般的なサラダオイルで、添加物の中には欧米で発ガン物質として使用禁止になっているものもあるのです。

しかも、**原材料には遺伝子組み換え作物が使われているものがほとんど**なのです。

我が家では、非遺伝子組み換えの材料を使い、脱臭や脱色はもちろん、酸化防止剤や保存料もいっさい使わず、圧搾法で搾った油などをできるだけ使っています。こういった食材は今時はネット通販のほうが手に入りやすいものです。

ちなみに、欧米では使用禁止になっている地域もあるのに、日本では市販のサラダオイルをはじめ、マヨネーズやドレッシング、アイスクリームなどに使用されている油に**「ヤシ油（パーム油）」**があります。このヤシ油は臭くてまずいために、原産地でもほとんど食用にはしていません。

ところが日本では、このヤシ油を食用とするために、脱色（活性白土）、脱臭（乳酸）、風味付け（リン酸、クエン酸、フィチン酸）、酸の除去（硫酸、塩酸、シュウ酸、苛性（かせい）ソーダ）、ヤシの実から油を抽出するためノルマルヘキサン（油抽出溶剤）など大量の化学薬品が使われています。

これだけの化学薬品を使うと、もともとヤシ油に含まれているはずの抗酸化物質がなくなり、酸化しやすい油となってしまうため、それを防ぐためにさらにＢＨＡ（ブチルヒドロキシアニソール）やＢＨＴ（ブチルヒドロキシトルエン）などの酸化防止剤（発ガン性物質の中でも直接性発ガン物質に分類され、細胞化学反応を経ずに直接ＤＮＡと反応する物質）を添加し、製品化されているのです。

これら硫酸、塩酸、シュウ酸、苛性ソーダなどの食品添加物は「加工助剤」とみなされて、「トランス脂肪酸」と同様、表示する義務がないので、日本では野放し状態です。

オイルは製造法や非遺伝子組み換えなどの表示を明確にしてこだわったものを。マヨネーズやドレッシングなどは手づくりしたり、原材料にこだわったものを買い求めるようにしましょう。

## 「ココナッツオイル」で性ホルモンが狂う

昨今、大ブームのオイルに「ココナッツオイル」があります。これほどまで流行する以前、私も著書で紹介するなど、一時期、推奨してきたこともありました。

ココナッツオイルは不飽和脂肪酸をそれほど含んでいないため、ほかの油のように熱によって損傷を受けてトランス脂肪酸を生成しないというメリットがあるからです。

しかし、芸能人などが盛んに宣伝するなど、あまりにも話題になり過ぎている怪しさから調査を続けると、飽和脂肪酸が多く含まれて熱変性しづらい良さがある半面、数多くの問題点があることもわかりました。

そもそもココナッツオイルは独特の味がありますから、日本の和食文化には馴染(なじ)まないですし、美容やダイエットとしての効果も信憑性(しんぴょうせい)に乏しいものばかり。それどころか、**性ホルモンを阻害することがわかってきた**のです。

ココナッツオイルはダイオキシンに似た環境ホルモン作用があり、パーム油と共通する成分として、性ホルモンの代謝を阻害する有害因子が含まれているのです。

性ホルモンはＤＮＡの遺伝情報にまで作用する重要なホルモンですから、それが正常に働かなくなると、不妊や精子減少、性同一性障害といった状況も考えられるのです。

動物実験による動脈血栓症の増加、脂肪肝の発症といったデータもありますし、東洋医学の観点からいえば、ココナッツは南国で採れるものなので、体を冷やしやすいという特徴もあります。

この健康に良いと注目されて広く宣伝された後に、その害が少しずつ明らかになってくるこの流れは、「パーム油」が一時期もてはやされた状況と酷似しています。その背景には、「フェアトレード」という耳当たりのいいネーミングを借りた搾取システムとも同根の、**発展途上国の大企業営利主義もからんでいる**ことが透けてみえてきました。

皮膚炎などに良いなどという報告から、増毛効果や脱毛症予防効果、ダイエット効果、脳の活性化、痴呆の改善・予防効果、果てはガン治療に役立つといった説まで出ていますが、物事はそう簡単には上手くいかないものなのです。

## 大半の「オリーブオイル」はまがいもの

「低温圧搾のエキストラバージン・オリーブオイル」と表示されていれば、最高級のオイルだと思う人が多いでしょうが、それは危険な発想です。

じゃあ、イタリア産なら安心？　いや、それも違います。

市民ジャーナリストのポール・ファッサ氏が面白い指摘をしていますが、過去20年間、オリーブオイル業界ではいくつかの詐欺事件が起きているそうで、**「エキストラバージン・オリーブオイル」と表示されているものの大半は、実はそうではない**ことを彼が告発しています。

実際のところ、多くのオリーブオイルには食品添加物が混ぜられており、それによってオリーブオイルの持つ健康効果は打ち消されるばかりか、水素添加加工されたオイルの毒性が問題になっているのです。

スーパーマーケットやディスカウントストアなどで、「エキストラバージン」や「バージン」と表示され、大きなプラスチックボトルで売られているオリーブオイルを見たことがあるはずです。買ったことがある人もいるでしょう。

はたして、あのオリーブオイルは、ホンモノのエキストラバージンでしょうか？

純粋な高級オリーブオイルの場合、オリーブの実を傷付けず、葉や小枝が混ざらないように、オリーブは機械ではなく手摘みされます。

摘み取ると時間を置かず、低温で圧搾してオイルを抽出する必要があるのです。そこには熱も化学薬品も加えられません。遠心分離機を使う方法もありますが、水溶性の抗酸化ポリフェノールの多くが、遠心分離機に必要な水で洗い流されてしまうため、昔ながらの職人は伝統的な石の圧搾器を使ってオイルを抽出するのです。

そして、抽出されたオイルは、プラスチック容器ではオイルが容器の化学物質を吸い込んでしまうため、色の付いた瓶かステンレスの缶で保存されます。実際、**本当に質のいいオリーブオイルは、日本でも色付きのガラス瓶で保存されている**はずです。

「昔ながらの小規模なメーカーであれば、濾過（ろか）していないオイルを売ってくれることが多いのです。濾過されていないので、沈殿物があったり、濁って見えるものです。それに有機栽培のオリーブを使っています。そうしたオリーブオイルは値段も高くなるのです」（ファッサ氏）

ここまで徹底しているオリーブオイルが、果たしてどれだけ市場に出回っているでしょうか？　オリーブオイルは「エキストラバージン」と付けば、何でもかんでも体にいいと思ったら大間違いということです。

安いまがいもののオリーブオイルを大量に使って後に病院でお金を使うよりも、１本の価格は高くなりますが、瓶に入った本物の「エキストラバージン・オリーブオイル」を少量だけ使うほうが、遥かに健康にはいいですし、最終的には出費を抑えられることになるのです。

## 米は玄米の「ササニシキ」を

白米は糖質の塊であり、「粕」という言葉のとおり多くの栄養素が欠如しています。急激に糖が吸収されると体に良くないため、ごはんは玄米を健康食としてお勧めしています。

時々、「玄米は健康に良いのか、悪いのか」といった議論を見かけますが、ばかばかしい限りです。玄米批判についてはいくつかの理論がありますが、よく言われるのが「フィチン酸」と「農薬・放射能」の問題です。

まず、フィチン酸。玄米の胚芽や表皮にはフィチン酸という物質が含まれています。金属イオンを結合する「キレート作用」により、体内のミネラルを結合させ、排泄してしまうという説があるのです。つまり、玄米を食べるとミネラル不足になるのだと。

しかし、この「フィチン酸によるミネラル欠乏説」はずいぶん古いものであり、また実は玄米に含まれているのはフィチン酸ではなく、フィチン酸に金属イオンが結合した

「フィチン」の形で、玄米の胚芽や表皮に含まれているとわかったのです。

すでに「フィチン」は複数のミネラルと結合しているため、体内のミネラルと結合することはなく、**体内のミネラルを排出してしまうようなこともない**のです。しかも、フィチンは抗ガン効果、心臓・血管疾患の予防効果などがあることもわかってきているのです。

もうひとつは「農薬・放射能」の問題。古代の玄米は農薬など散布されていませんでしたが、現代の米には農薬が含まれやすくなっています。放射能も玄米は精米していないので吸収しやすい食材です。

その一方で、放射能防御としても玄米は味噌やごま塩との相乗効果で有効ですから、最低限、**米の産地や育て方を考えられたものを選ぶことが大切**なのです。

購入する玄米は、自然農で育てている「ササニシキ」で、しっかりと放射能測定を行っているところから購入するのが良いと思います。ちなみに我が家ではササニシキよりさらに古い種の米を選んでいます。

ササニシキは、かつてコシヒカリとともに米の両横綱と呼ばれた品種で、コシヒカリに比べて粘り気がなく、あっさりとした食感は寿司米に適していると、寿司店でも重宝されてきました。ところが、90年代の冷害で大きな被害を受けたことを機に、作付けが大幅にダウン。冷害に強い「ひとめぼれ」の作付けが広がってきました。

しかしながら、ササニシキをはじめとするウルチ系の米は、でんぷん質「アミロース」の量がコシヒカリに比べて多く含まれているのです。米のアミロースは多ければ多いほど糖度が低くなるため、アミロースを減らすために**コシヒカリ系統の多くは「低アミロース米」を目指して人為的に遺伝子操作**などで品種改良を行っています。

ですから、自然農で米を育てている農家はササニシキをつくっているところが多いのです。

化学肥料や農薬だけでなく有機肥料までも使わず、草や虫を敵視しない自然農法で米を育てる農家は少しずつ増えています。ぜひ、そういった志の高い農家から米を買ってください。

# 野菜は「自然農」「古来種」を選ぶ

いい野菜・果物のキーワードは、まず「自然農」。または「無肥料無農薬野菜」です。農薬も除草剤もいっさい使わず、虫や種々雑多な草も共生する環境で育てる農法です。

そもそも農薬や除草剤は農家の生産性や利益の追求だけでなく、虫食いがなく美しく、形が均一のものを望む消費者のエゴのために使われているもの。自然の摂理に沿った農法のものを選ぶ人が増えれば、自然農を志す農家も増えていきますから、自然農の作物を積極的に選びたいものです。

ただ、一見すると安全性が高そうに思える「オーガニック」や「有機農法」とうたっていても、化学肥料ではなくとも有機肥料を使っていますし、**31種類の農薬の使用も認められていますから**、無農薬とは決して言い切れないものもあります。

しかも、有機肥料としてもっともよく使われているのは「動物性肥料」ですが、これは何かというと牛糞や鶏糞といった動物の糞尿などを由来とするものです。中でも、**牛糞がもっとも多いのですが、その牛がそもそも安全な飼育をされていたのか**ということが課題として残るわけです。

牛の飼料の多くは輸入の農薬に汚染された遺伝子組み換えとうもろこしなど濃厚飼料が中心ですし、肥育段階で抗生物質やホルモン剤といった投薬をされているケースが非常に多いのです。

こうして育った牛の糞を肥料として使うことは、はたして安全といえるでしょうか？

「減農薬（特別栽培）」をうたうものもありますが、**減農薬作物の中には、逆に危険性が高くなる**ものもあります。

特別栽培農産物は「その地域で行われている慣行栽培と比べて、節減対象農薬の使用回数が50％以下、化学肥料の窒素成分量が50％以下で栽培された農産物」と定義も地域で異なります。

実が成るまでの農薬回数が少なくても、収穫前に農薬を使っていれば減農薬といっても残留濃度が低いとはいえませんし、農薬の使用回数を少なくしても、高濃度の農薬を使っていれば、残留農薬濃度は逆に高くなるのです。
そういった言葉の健康的なイメージに惑わされないで選ぶことが大切です。

また、野菜の種類としては**「古来種（固定種・在来種）」をお勧め**します。

古来種とは、簡単にいえば、昔からその土地に根ざした野菜の種のことです。長い年月にわたって、その土地の風土や気候に適応し、その土地に根付いてきたものなので、肥料や農薬に頼り過ぎずに栽培ができるのが特徴。種を採って毎年再生産を続けることができるのです。

ところが現在、通常のスーパーマーケットや八百屋を独占している**野菜のほとんどが「F1種」**なのです。

F1とは正式には「first final generation（最初で最後の世代）」。その名の通り、人為的につくられた一代限りの雑種です。遠く離れた別系統の野菜を掛け合わせることにより、最初の一代目の種のみ雑種強勢という作用によって、野菜の生育は早く、収穫量は多く、規格がそろいやすく、しかも病気にも強い、つまり大量生産・大量消費に打って付けの種になるのです。

効率性が高く大量生産できるＦ１は市場経済でいえば都合がいいものでしょうが、このＦ１種が人間の意図した通りの性質を持つのは一代限り。そもそも二代目以降がつくられることを想定していません。

しかも、近年主流の方法は「雄性不稔（ゆうせいふねん）」で、ミトコンドリア遺伝子異常で花粉をつくれない突然変異の品種の種を使い、別の品種を掛け合わせて交配させていく方法です。この植物はいってみれば「不妊植物」です。

野菜や果物などの栄養価がどんどん低くなっていると先に話しましたが、その要因のひとつもこのＦ１種にあります。**栄養価はカスに等しく、そのうえ染色体異常のある野菜**が大手を振って出回っているのです。

今や世界中で、人間のエゴによって種を付ける力をそぎ落とされ、子孫を残せなくなった野菜を食べています。これは本物の野菜の種が途絶える可能性もあるわけで、自然界から見れば不自然極まりないこと。Ｆ１種しか残らなくなってからでは、後戻りができません。

この作物の危険な状況を打開するには、Ｆ１主流の現状を広く伝えていくこと。そして、自然農や古来種の野菜や果物を自然食品ショップやネット通販などを活用して直接生産者から購入していくことが何よりも大切です。

こういった野菜を販売する小規模なショップは、大量仕入れを行うスーパーマーケットとは異なり、取引先の農園などと密な関係を築いているものです。ショップの店員は使っている肥料や土壌、つくり手の思いなどについてもよく把握しているはずですから、店の人から知識を得ることも大事でしょうし、逆に実際に食べてみた味の感想などをお店の人にフィードバックするなどコミュニケーションを深めることもまた大切なのではないでしょうか。

農園から直接購入する場合も同じです。そうやって消費者と生産者がつながり、消費者の意見が生産者にフィードバックされることは、生産者たちの明日の活力源になったりするものです。

少なくともこうして自然農や食を根本から見直そうとする人たちを応援していくことは、私たちがどんどん安全な食物を食べられなくなっている状況を変える、ひとつの手だてになるはずなのです。

## 「外国産フルーツ」はポストハーベストがたっぷり

スーパーマーケットにたくさん並んだ鮮やかな柑橘（かんきつ）などのフルーツは、女性や子どもが大好きですが、収穫後に散布されるポストハーベスト農薬たっぷりの**海外フルーツには注意が必要**です。

代表的なポストハーベストは、防カビ剤「オルトフェニルフェノール（ＯＰＰ）」、殺菌剤・防カビ剤「チアベンダゾール（ＴＢＺ）」、含窒素系殺菌剤「イマザリル」、非浸透移行性殺菌剤「フルジオキソニル」です。

これらは食品に使うことが禁じられていたものも多く、発ガン性が非常に高い危険なものばかりです。

もともと日本は収穫直前の農薬散布を禁止しており、ＯＰＰとＴＢＺが検出された輸入果物を違法として処分してきましたが、輸入果物の偽装表示が後を絶たないうえに、**アメリカから「許可をしないと輸出しない」などの圧力**を受けました。

そこで、日本は法律で禁止しているのにもかかわらず、これらのポストハーベストを「食品添加物」として許可することで、しっかり果肉までポストハーベストが浸透したアメリカ産レモンやオレンジを輸入しているのです。

この4種類のポストハーベストが使われている食品を販売する際は、値札や品名札などに使用した物質を明記することが日本では義務づけられています。しかし、**ジュースなどの加工品や飲食店で使用する場合には表示義務はありません**。

子どもがジュースをほしがった時、フルーツ100%ジュースなら安全そうだと思って与えていませんか？　とんでもない間違いです。

ポストハーベストの使用対象は「レモン、オレンジなどの柑橘類、バナナ、あんず、桜桃、キウイ、ざくろ、すもも、西洋なし、ネクタリン、びわ、マルメロ、もも、りんご」です。

農薬たっぷりの外国産の外見が美しいだけのフルーツではなく、形は無骨だったり、虫食いがあったとしても、無農薬や無肥料にこだわって生産している日本の農家から買いましょう。四国地方などでは昔から国産レモンやオレンジを栽培する農家はありますし、無農薬・無肥料で果物を生産する農家も増えています。ぜひ、「無農薬　無肥料　(果物名)」を入れてネット検索してみてください。

## 「病気の肉」が流通している

野菜は「農薬」や「化学肥料」といった危険性に関するキーワードがわかりやすいので、野菜は気をつけて買っているという人が増えている一方で、あまりまだ何が危険なのか把握していない人が多いのが、肉ではないでしょうか。

食肉の場合、牛や豚、鶏といった生き物そのものを食べることに問題があるわけではありません。肉を食べて不健康になるなら古代人は病気になりますし、長生きすることもないですから。**動物性食品の場合、その飼育方法が問題**なのです。

牛は一度飲みこんだ食物を再び口に戻して咀嚼する反芻(はんすう)動物でもあり、本来、牧草などの草食です。豚と鶏は雑食性で、動物性食品も植物性食品も食べます。

ところが、日本の畜産で使われる飼料のほとんどが穀物です。しかも、その**穀物飼料のほとんどにアメリカ産の遺伝子組み換えの飼料用とうもろこしや小麦などが使われているの**です。

飼育方法は「密飼い」といって、経済効率を高めるために、超過密の状態で畜産動物が肥育されている現場がほとんどです。

密飼いされた畜産動物たちは、極度のストレスと運動不足によって病気になることは安易に想像がつくでしょう。狭い空間ですから、あっという間に病気は感染していきます。ですから、その感染を見越して**病気を防ぐために飼料に抗生物質を混ぜたり、投薬を行ったりしている**のです。

しかも、ストレスによって動物が噛(か)みつくため、豚は歯と尻尾を切断され、鶏はくちばしの先を切られるのが通常です。

牛は格付けによって取引される金額に大きく差が出るため、日本の牛肉の生産者たちは高く売れるA5ランクを目指し、わざとビタミンAを欠乏させる飼料を与えることで、意図的にサシの量を増やした肉をつくり上げます。

格付けありきでA5ランクを目指して肥育された牛は、出荷時ではビタミン不足で目が見えなかったり、歩行困難だったりと完全に病気になっているケースが多いのですが、市場で格付けされる時はすでに食肉処理された状態です。

枝肉になった状態で脂肪や光沢から等級が判断されますから、牛が病気だったかどうかなんてことは、格付けにはいっさい関係ありません。そういった状況を知らず、脂信仰や格付けの大好きな日本人たちは、病気の牛の脂をありがたがって、高いお金を出して食べているのです。

そして、皆さんがブランドや格付けが大好きなために、生産農家たちは無理な肥育を続けることになるのです。

## 「アメリカ牛」は動物の死骸を食べて育つ

これでもアメリカの畜産現場に比べたら、日本の畜産のほうがまだましだといえます。**アメリカの畜産の一番の危険性は「肉骨粉」**といっていいでしょう。肉骨粉とは動物の死骸（しがい）をミンチにしたものです。

「レンダリングプラント」といって病死した牛、豚などの家畜、死んだ犬、サーカスで死んだ象、スカンク、ネズミ、ヘビなど、ありとあらゆる死体がレンダリングプラント工場へ運ばれて処理され、肉骨粉に変身します。

これは牛をはじめ、豚、鶏などの畜産飼料やペットフードの増量材として使われています。つまりは共食いをさせられているのです。

アメリカの農家の間ではこれを「濃縮タンパク質」と呼ぶそうで、全米で飼育されている9千万頭の牛のうち、約75％がレンダリング処理された動物の死体を共食いさせられています。

ＢＳＥ（牛海綿状脳症）の原因は「異常プリオン」と呼ばれる感染力のあるタンパク質ですが、この肉骨粉が原因だといわれています。

恐ろしいのはそれだけではありません。**アメリカ産牛肉のホルモン剤による残留エストロゲン濃度は、和牛に比べて１４０〜６００倍**も高く、アメリカ産牛肉は5倍の発ガン性があるという報告も出ています。

そのように育てられた危険なアメリカ産牛肉が日本に安く輸入され、チェーン店やスーパーなどに卸されています。

牛肉が入っていないからといって油断はできません。ラーメン店のスープやインスタントラーメン、冷凍食材など、ありとあらゆるインスタント食品にはほとんどといっていいほど「ビーフエキス」「ポークエキス」「チキンエキス」という表示とともに、肉骨粉はしっかり使われているのです。

まだまだアメリカの畜産業界の恐ろしさはあるのですが、これぐらいにしておきましょう。

## 「ブラジル産」は現地人も食べない代物

もうひとつ気をつけたいのが、激安の鶏肉をはじめとした**ブラジル産の畜産品**です。地球の裏側から輸送費をかけて運んでいるにもかかわらず、スーパーマーケットで激安で売られているのを見て、不思議に思ったことはないでしょうか？

ブラジル産の肉は、実は**大量の抗生物質と成長ホルモン剤を投与**することで大量生産・早期出荷を可能にした代物なのです。「毒肉」といっていいほどの肉を生産しているアメリカでさえも、ブラジル産の鶏肉は２０００年はじめに輸入を停止しています。それで困り果てたブラジルが目をつけたのが日本だったのです。

当時、日本の多くのファミレスなどで「ブラジル産ポーク使用」「ブラジル産チキン使用」といった表示をされたメニューを頻繁に目にすることになりました。

そのメニューを見て「へえ〜、ブラジル産だって！　わざわざ地球の裏から運んできているんだから、よっぽどおいしいんだね！」と喜んで食べている場合ではなかったのです。現実は、地球の裏から輸送費を掛けてでも安く仕入れられ、現地の人は絶対に食べないと言われるほど毒の入った肉だったのでした。

現在でも外食産業のメニューで見かけますが、それ以上にブラジル産がよく使用されているのは、**産地表示義務のないハンバーグ、ソーセージ、ハム、肉ダンゴ、肉饅、カップ麺（めん）のスープや具材、レトルト食品といった加工食品**です。食肉の加工食品は、ただでさえ食品添加物が大量に使われていますが、そのうえ危険な肉まで混ぜられてつくられているのです。

こうやって日本には、ブラジル人も絶対に食べないブラジル産があふれています。

最低限、日常のスーパーマーケットでの買い物や外食先では、低価格のアメリカ産牛肉とブラジル産鶏肉、高価でランクの高い日本の霜降り肉は避けましょう。それだけでもだいぶ体への影響が違ってきます。

## 肉を選ぶ時は「氏より育ち」

さあ、では、選ぶべきお肉はどういうものでしょうか。等級ですか？　やっぱりブランドですか？　もちろんどちらもノーです！　日本人は肉の格付けに代表されるように「銘柄肉＝安全でおいしい肉」といまだに勘違いしている人も多いですが、**肉選びはA5ランクといった等級でも銘柄などのブランドでもなく、何よりも「育てられ方」**で選びます。

広大な自然の中でのびのびと放牧され、**自然に生えている牧草や遺伝子組み換えではない自家配合の飼料などを食べて育った肉**を選びましょう。そういった育て方をされていれば、抗生物質やホルモン剤を投与する必要が少なくなりますし、投薬をしないポリシーの生産者も多いはずです。

日本ではまだまだ少ないですが、それでも牛や豚をこだわりの飼料や放牧でがんばって育てている畜産家はいます。オージービーフやニュージーランドビーフには牧草だけで育ったグラスフェッドビーフ（牧草飼育牛肉）も存在しています。

もちろん、放射能の影響を考えて、福島など東北、栃木、茨城、千葉などで育ったものは避けていますが、しっかり放射能測定を行っていれば、その限りではありません。

鶏卵も同じです。開放平飼いや放し飼いなど自然に近いかたちで青草などの緑餌（りょくじ）を中心に食べて育った鶏の卵の黄身は、きれいなレモンイエローをしているものです。もちろん、パッケージに遺伝子組み換え作物を食べさせていないことが記されているかも確認しましょう。

また、秋や冬にかけてなら、**鹿やキジ、イノシシなどのジビエ（獣肉）**も見直してみる価値があります。自然のものを食べているので、家畜の飼料にあるような不安はありませんが、昨今は放射能の問題があります。ジビエの場合は自然のものを食べている分、放射能汚染の濃度も高くなりがちですから、そこは産地なども加味して考えなければなりません。

あと個人的にお勧めしているのが**ラム肉や馬肉**などです。これらは比較的ホルモン剤やクスリなどが使われにくい要素があり、高タンパクで栄養豊富な肉だといえるでしょう。

インターネットで安全なお肉を探す際は、「平飼い」「自然飼料」「放牧牛（豚）」「グラスフェッド」などのキーワードがヒットしやすいでしょう。

そして、もっとも大事なことは、我々に命を捧げてくれる生き物たちに感謝して食べることであり、食材を決して無駄に廃棄しないことであり、私たちの体も死んだら植物に捧げるという考え方ではないでしょうか。

## 魚は「天然・小型・安いもの」を

東日本大震災以降、魚は産地選びが非常に重要となってきました。3・11以降、魚を食べなくなったという人が時々いますが、放射能を恐れてまったく魚を食べないのは、魚の持つ素晴らしいタンパク質や油成分やミネラルを摂らないことにもなりますから、あまり避け過ぎるのもよくありません。

私自身は**日本海のものや九州、北海道の上のほうで獲れた天然のものは食べています。**

放射能と同じく注意して、もっとも食べるのを避けているのは**「養殖魚」**です。これは肉の考え方とまったく同じです。

たとえば、ハマチの養殖は悪評高いですが、基本的に密飼い。非常に病気になりやすいので、それを防ぐために合成飼料や抗生物質、ホルモン剤をはじめとした、ありとあらゆる薬剤を大量にいけすに投与します。それが、ハマチでありカンパチの養殖の基本なのです。

ハマチは、皆さんもご存じのとおり脂が乗っていますが、薬品や飼料、そのほかの毒物というのは、大半が脂溶性の生物濃縮を受けやすい典型的な毒物になります。ですから、あの脂の中に非常に多くの毒が含まれていることになるのです。しかもその毒は、体内に半永久的に残るのです。

しかも、つい最近、**「牛肉骨粉」が養殖魚の飼料として解禁**されました。肉の選び方でも紹介したBSEの要因とされている「牛肉骨粉」は、日本では牛由来の飼料として禁止されていたもの。それが法改正により2015年4月から養殖魚の飼料として認められてしまいました。

また、サーモンも養殖魚の代表格ですが、サーモンは身を天然に近い健康的なピンク色にするために染料を混ぜた飼料を与えられているケースも多いと言われています。

コーネル大学やイリノイ大学、インディアナ大学などでは、様々な産地の養殖サーモンと天然サーモンのダイオキシンや塩素系殺虫剤といった毒性とオメガ3脂肪酸の含有量を測定して、リスク便益分析を行いました。

オメガ3脂肪酸とは、必須脂肪酸のひとつで、人間の生理代謝過程に必要不可欠のものですが、自ら生成することができないため、人間は食物からこれを摂取する必要があると言われています。

コーネル大学らが行ったリスク便益分析では、**オメガ3脂肪酸の量が多いものの、汚染物質の量は10倍程度と、その便益を相殺する以上に高い結果**が出ました。

その研究者たちは、こうアドバイスしています。

「消費者はスコットランドやノルウェー、カナダ東岸産の養殖サーモンを食べる機会は年3回（3食）以下に抑えるべきでしょう。メイン州、ワシントン州およびカナダ西岸の養殖サーモンは年に3～6回まで、チリ産の養殖サーモンは年6回程度までを上限とすべきです。

一方、天然のシロザケ（日本で一般的に「サケ」と呼ばれる種）は週1回食べても安全と言え、ベニザケやギンザケは月2回程度、キングサーモン（マスノスケ）は月1回弱まで なら安全です」

ぜひ、参考にしてください。

また、ハマチやサケのような中型以上の大型魚には、ダイオキシンやカドミウム、水銀が多量に残留しています。マグロはその代表格といってもいいでしょう。水銀やダイオキシンも脂溶性の高い毒です。日本人はマグロが大好きですが、アメリカなどでは幼児や妊婦には食べさせないよう警告が出されています。私もマグロに関してはお勧めしません。

よくいわれますが、**小型魚で価格の安い魚のほうが、やっぱり体にいい**のです。アジやイワシ、サバ、サンマなどを上手く活用して食べるのがいいでしょう。頭や骨ごと食べれば、カルシウムもたっぷり補給できます。

それに、小さな魚やエビなどの甲殻類、貝類などを丸ごと食べることは、ある意味ホールフードといえます。

小魚は放射能濃度が高いと言われますが、私は小型魚をそこまで恐れてはいません。そんなことを言ったら、食物連鎖の上位に位置する大型魚ほど有害金属といった毒をため込んでいますし、恐れ出すと生体濃縮を考えた時にすべての魚を食べることができなくなるからです。

ある程度、産地は考えて選びますが、食品偽装の世界は巧妙です。産地偽装は頻繁に行われているでしょうし、**福島沖で捕れた魚を九州に持っていって加工品として形を変え、九州産として販売している**ものもたくさんあります。

なにせ、日本の回転寿司では「代用品」という名の食品偽装が行われていることは、みんな承知の事実ではありませんか！

「エンガワ」は「ヒラメ」ではなく深海魚を使っていることはもはや定番ですが、ほかにも「マグロ」の代用品として「アカマンボウ」、「アワビ」の代用品で「ロコ貝」など、日常的に行われています。

「ネギトロ」にいたっては、ゴミ同然のマグロの赤身に、ショートニング（つまりは、トランス脂肪酸）を添加してつくったものです。原材料は大豆油やパーム油（ヤシ油）で、そこへ食品添加物の着色料や香料、精製塩などを入れて黄色っぽい油にして、グリセリン脂肪酸エステル、大豆レシチンなどの乳化剤を添加。水と油を練り合わせて、それをマグロの赤身をすり潰したものに加えると「偽造ネギトロ」のでき上がりです。

たとえば、「回転寿司　危険」などのキーワードで、ネット検索をしてみてください。すさまじい量の情報が出てきます。まずは、こういった情報を知ることが危険性の低い魚を選ぶ第一歩にもなるのです。

## 「ミネラルウォーターvs水道水」はどっちもどっち

調味料、油、野菜、果物、魚と食品について語ってきましたが、食品の究極といったら「水」でしょうか。呼吸と同じく生きるうえで重要な要素になりますし、すべての生物が基本的には水なしでは生きられません。生命を維持するうえでもっとも重要な物質ですので、特に興味を持っていただきたいと思います。

１９００年代になってインフラ整備が整い、塩素消毒によって水がきれいになったことに従って、感染症は激減してきました。そのかわりに新たな病気の源にもなりました。それが現代病やアレルギー、動脈硬化性疾患です。

アメリカでは古くから**塩素と粥状動脈硬化の関係**が示唆されていましたし、アメリカのＪ・Ｍ・プライス博士は「塩素がアテローム性動脈硬化に起因する心臓発作や、脳血管障害の決定的な原因になっている」と述べています。

また水道水には放射能や塩素だけでなく、アルミニウムや鉛や錆止め塗料なども入っています。たとえばそのひとつであるＭＤＡ（メチレンジアニリン）は発ガン物質であることがわかっていますが、これは70年代に水道管内の錆止めとして使用されていたエポキシ樹脂塗料にＭＤＡが含まれていたものです。

70年代だったら、もう大丈夫ではないかと考えがちですが、そうでもないのです。

ＭＤＡは、89年に水道法として厚生労働省が規制したのですが、業者にとっては使いやすい塗料だったことから、法の穴を抜けてＭＤＡを含む塗料が使われているケースは少なくなく、実質上、野放し状態なのです。

そうすると、水道水よりもボトルのミネラルウォーターのほうが、やっぱり安全なのかと思うでしょうが、ミネラルウォーターにもこんなリスクがあります。

**ミネラルウォーターのヒ素含有基準は、水道水に比べて5倍も緩い基準**になっているのです。しかも、基準が緩いだけでなく、横浜市の調査では、国内で売られているミネラルウォーターの一部で、いずれも発ガン性のある「ホルムアルデヒド」や「アセトアルデヒド」が水道水の80倍の濃度で検出されたという記事もありました（「毎日新聞」２００３年4月20日）。

さらに、一部のミネラルウォーターからは乳幼児の成育に影響を与える「硝酸性窒素」も検出されています。

アメリカにおいてはミネラルウォーターの約40％は、水道水と変わらないという話もあります。また、炎天下、自動車や自転車のホルダーにボトルのミネラルウォーターを放置した場合は、プラスチックのボトルから有害物質である「ダイオキシン」が溶け出すため、より化学物質の曝露（ばくろ）量が多くなるのです。ダイオキシンは乳ガンの発生に大きく関与していると言われています。

そもそも水を商品化し、プラスチックのボトルに入れて輸送することで、多くの燃料や人的資源を消費しています。真の意味で安全な社会を目指すということであれば、このように無駄が多いうえに実は安全ですらないミネラルウォーターに頼ることはいいことなのでしょうか?

もはや水は何が安全なのか答えを出すことができない状況です。コストパフォーマンスを考えるなら、水道に浄水器を付けることでしょう。高額な高い浄水器である必要はありません。**塩素とアルミと鉛が除去できるだけでも、かなり毒性は軽減**しています。

まずはキッチンと洗面所の水道、そしてシャワーノズルに浄水器を付けるところからはじめましょう。風呂の浴槽の湯もできれば浄水器を通したほうがいいですが、風呂の水を毎日浄水器で浄水するとなるとかなりのコストがかかります。

それが経済的に難しい場合は、ビタミンCや無農薬のみかんの皮、柚子(ゆず)、枇杷(びわ)の葉を入れてみてもいいでしょう。完全ではありませんが、ビタミンやフィトケミカルが働いて、塩素毒の中和作用が期待できます。

また、よくいわれる備長炭も有害ミネラルなどの吸着効果が期待されています。ホームセンターなどに行けばお風呂用の備長炭はよく売られていますので、それを利用するのもいいかもしれません。

天然塩を入れるのもいいでしょう。ミネラルの補給だけでなく汗をかいてデトックスするのにも役立ちます。

そうやって少しケチケチしながら、社会毒を避ける努力をすることが肝要ではないでしょうか。

「あれが安全、これは安全じゃない」などと日本人は言いますが、この世界に完全に安全なものなんて存在しないのです。

重要なのは、その**食品や資源となるものの背景を知ることであり、それは社会全体を変えることでもあり**、毒物を完全に除去することが難しいのなら、毒を出せる体をつくっていくことにほかなりません。

誰かがやってくれるのを待つのではなく、私たち自身で完全でなくても安全な水が確保できるよう、水道、湧き水などの両方から日本という土地を変えていかなくてはならないのではないでしょうか。

part 3

# 健康を守る調理法

## 調味料は「原材料」が少ないものを

パート2でもお伝えしましたが、まずは調理の基本となる、調味料を変えるところからはじめましょう。

しょうゆ、味噌、酢、みりん、酒は、食品添加物を使用せず、昔ながらの製法でつくられたものを。塩は精製されたものではなく、海水を天日干ししてつくられたものを選びましょう。

トマトケチャップやソースなどは砂糖や果糖ブドウ糖といった糖類を使用していないもの、「アミノ酸等」といった正体不明のものを使っていないものを選びましょう。

「よく知っている大手メーカーだから」というのは何の安心や信頼にもなりません。むしろ、大手メーカーは大量生産して低価格で販売するからこそ、原材料の安い怪しい食材を使って、その味をごまかしたり、常温でも長く保存できるよう食品添加物を大量に使っているわけです。だから**大手メーカーのものほど買ってはいけません**。

パッケージにある「有機」「オーガニック」「国産」「○年の伝統の味」などといったうたい文句に決してごまかされてはいけません。

購入する時に必ずチェックすべきはパッケージの裏にある「原材料名」です。原材料として書かれているものが少なければ少ないほど、食品添加物のリスクが低いといえますし、昔からの製法でつくられたものは、原材料名に何かわからないものは書かれていないのです。

間違っても**「みりん風調味料」や「料理酒（醸造調味料）」と書かれたものは選んではいけません**。これらには「果糖ブドウ糖」「アミノ酸等」「酸味料」といった食品添加物が含まれているもので、まがいものです。

どんな商品を買うにしても、パッケージにごまかされず、原材料名を必ず確認することをクセづけるようにしましょう。

選ぶべき調味料メーカーは、決してテレビCMを打つようなところではありません。自然の食材を恵みと昔ながらの技術力でがんばっているメーカーはほとんどが小規模で、家族経営しているところが多いでしょう。

こういった素晴らしい商品を使うということは、自分や家族の健康を守るだけでなく、伝統の商品づくりを「買う」という行為で支えることにもなるのです。

## 野菜より先に「肉」を変える

安全な食に対しての感度が高いのは圧倒的に女性です。しかし、女性は食品の害についてはわかっても、それを上手く男性に伝えることが苦手な人が多い傾向があります。一方で、男性は悪く言えば頭でっかち、良く言えば理論的に考える人が多い傾向があります。

安全な食や健康のために、夫やパートナーに理解してもらいたいのでしたら、本書やインターネットの情報など文章やデータなどを見せることもひとつの有効な手だてでしょう。

夫や子どもたちの健康を考えて日々の食を変えようと思った時、いきなりガラリと変えるのは難しいものです。それで家族仲が悪くなってはいけませんし、食に関しての考え方

郵 便 は が き

料金受取人払郵便

牛込局承認

9092

差出有効期限
令和7年6月
30日まで

1 6 2-8 7 9 0

東京都新宿区揚場町2-18
白宝ビル7F

フォレスト出版株式会社
愛読者カード係

| | |
|---|---|
| フリガナ<br>お名前 | 年齢　　　　歳<br>性別（ 男・女 ） |
| ご住所　〒<br><br>☎　　（　　　）　　　FAX　　（　　　） | |
| ご職業 | 役職 |
| ご勤務先または学校名 | |
| Eメールアドレス<br><br>メールによる新刊案内をお送り致します。ご希望されない場合は空欄のままで結構です。 | |

フォレスト出版の情報はhttp://www.forestpub.co.jpまで!

# フォレスト出版　愛読者カード

ご購読ありがとうございます。今後の出版物の資料とさせていただきますので、下記の設問にお答えください。ご協力をお願い申し上げます。

● ご購入図書名　「　　　　　　　　　　　　　　　　」

● お買い上げ書店名「　　　　　　　　　　　　　　」書店

● お買い求めの動機は?

1. 著者が好きだから　2. タイトルが気に入って
3. 装丁がよかったから　4. 人にすすめられて
5. 新聞・雑誌の広告で（掲載誌誌名　　　　　　　　）
6. その他（　　　　　　　　　　　　　　　　　　　）

● ご購読されている新聞・雑誌・Webサイトは?

（　　　　　　　　　　　　　　　　　　　　　　　　）

● よく利用するSNSは?（複数回答可）

☐ Facebook　☐ X（旧Twitter）　☐ LINE　☐ その他（　　　　　　）

● お読みになりたい著者、テーマ等を具体的にお聞かせください。

（　　　　　　　　　　　　　　　　　　　　　　　　）

● 本書についてのご意見・ご感想をお聞かせください。

● ご意見・ご感想をWebサイト・広告等に掲載させていただいてもよろしいでしょうか?

☐ YES　☐ NO　☐ 匿名であればYES

は家庭の理解や円滑なコミュニケーションとセットで進めていかないと上手くいきません。**焦らず、少しずつ変えていくことを大切にしてください。**

まず着手しやすく、かつ日々の食への影響も大きいのが「調味料」ですから、まずは調味料を変えることをお勧めしました。

その次に変えるとしたら、私は肉をお勧めします。「野菜じゃないの？」と思った人も多いかもしれませんね。**調味料→肉→魚→野菜**と、野菜は最後でいいと私は考えます。

なぜなら、野菜に比べて肉や魚は、様々な物質を**食物連鎖を経て生物の体内に蓄積していく「生物濃縮」が高い食材**だからなのです。

放射能やダイオキシン、農薬などの化学物質は体内での分解や排出がされにくいため、エサや水、大気によって生物の体内に取り込まれ、徐々に蓄積していきます。

そういった生物濃縮度の高い肉を人が取り込むことの体への影響力を考えると、気をつけるべきは、やはり調味料の次は肉だと私は考えるのです。

先に述べたように、高額な肉に代えなさいと言っているわけではありません。むしろ、高額な霜降りの牛肉は病気であることが多いので、危険だと申し上げたはずです。

手頃な価格でおいしい肉は、後ほど一部紹介しますが、探せばいっぱいあります。「どの肉を選ぶか」という視点ではなく、「どの肉を避けるか」という視点も大切ですから、「アメリカ産牛肉」と「ブラジル産鶏肉」を避けるだけでも違うはずです。よく「肉を食べると胃もたれする」という人がいますが、それはいいお肉ではない証拠。**いい肉は胃もたれしない**のです。いい肉とはもちろん育て方のいい肉のことですよ。

放射能リスクがあるので、産地は選ぶべきですが、鹿、馬、ラムなども栄養素が非常に高いですから、普段買っている肉の種類の幅を少し広げてみるといいのではないでしょうか。

魚に関しては、まず「養殖」を避ける。これだけでも違いますが、大きな魚はできるだけ避け、小さな魚、青魚を中心に。貝や海老などもお勧めです。

最後の野菜は無農薬の自然農のものに越したことはありませんが、農薬を使った慣行栽培のものでもしっかりと洗えば、ある程度の農薬は取れます。

我が家でも、農薬を使った野菜を購入した際は必ず、ホタテ由来の水酸化カルシウムの力で農薬を落とす**「農薬洗浄剤」に浸して洗浄してから料理する**ようにしています。

食材を変えようとした時、最近では小さなスーパーマーケットなどでも扱っているので、有機栽培の野菜を手に入れることが一番楽な道ではあります。ですが、体へのインパクトを考えると、やはり**動物性の食材から変えていくほうがいい**と言わざるを得ません。

## 加熱するなら「煮る」か「蒸す」

野菜も肉も魚も、私は基本的には**生で食べるのがもっとも体にいい**と考えています。なぜなら、食材に含まれる栄養素をほぼそのまま体内に取り入れることができるからです。

ここでまた古代民族の話になりますが、イヌイットの人たちは野菜をほとんど食べず、アザラシや白熊などの肉を生で食べることが多かったようです。調理するといっても、せいぜい干物にして保存食にする程度で、あとは単純に火を使って料理します。彼らは**ほとんど野菜を食べないにもかかわらず、強靭な肉体と健康体を保っていられた**のは、生肉を食べていたことが由来だと考えられているのです。

というのも、酵素は体内の代謝に欠かせない物質ですが、熱に弱く、50〜70度の熱で壊れてしまいます。**代謝がスムーズに行われない体は栄養素を有効活用できていない体なわけで病気を招きやすい**のです。

本来、肉や魚には体に必要な酵素が豊富にありますが、それを生食することで栄養素を破壊することなく体内に取り入れていた。だから、イヌイットの人は健康体だったといえるのです。

こうした理由もあって、私は生食をお勧めしているのですが、すべてを生で食べるというのは、あまりにも非現実的です。現代の日本人は免疫力が下がっていますから、何の害もないような菌で食中毒を起こす可能性もあります。

ですから、私はなるべく低温で調理することをお勧めしています。和食を勧める理由もここにあります。**和食は温度の低い調理法が多い**のです。

和食が得意とする「煮る」「蒸す」の調理温度は100度程度。煮物や蒸し物、和え物などは加熱によって体に害を及ぼしにくい料理だといえます。

「茹(ゆ)でる」は栄養が流れ落ちてしまうと言われますが、茹で汁をスープとしていただくお鍋はお勧めです。

ただ、焼き物や天ぷらなどの揚げ物は調理温度が２００～３００度にもなるので注意が必要です。

また、温度が問題なのは、酵素をはじめとした栄養素の摂取もありますが、油の問題もあるのです。

トランス脂肪酸の危険性についてはお伝えしましたが、**植物油全体に当てはまる弱点として「熱に弱い」**というのが挙げられます。

「コーン油」「大豆油」「紅花油」「ひまわり油」「ごま油」などはオメガ６に分類され、オメガ３同様、様々な生理活性物質を含む必須脂肪酸ですが、これらに分類される油は熱で酸化しやすく、**調理油として使うと、たちまち毒に変わり、酸化した食べ物は体内で炎症を起こす**ため、人間にとって必要な物質ではあるものの、加熱した状態での摂取は避けることが望ましいのです。「オメガ３」は「オメガ６」と逆で、炎症を抑制するため、摂取が奨励されていますが、こちらも熱に弱い油です。

植物油はサラダのドレッシングにするなど低温で摂るようにしましょう。特に、えごま油、シソ油、亜麻仁(アマニ)油、くるみ、緑黄色野菜、豆類などは「オメガ3」や「オメガ6」で非常に熱に弱いのです。

素材を厳選しても、調理の段階でその素材が酸化していては、何の意味もありません。まさに「カロリーオーバーなのに栄養失調」を体現してしまいます。

たまには高温の油で調理する中華やバーベキューもみんなで食べると楽しいですが、基本的には「煮る」「蒸す」「生」といった低温調理を心がけ、**高温の油を使う場合は米油や菜種油、オリーブオイル、上質なバター**などを使うようにしたほうがいいでしょう。

## 「電子レンジ」で栄養素が壊れる

「電子レンジ」は素早く食材を温められる便利な調理器具として、現在ほぼすべての世帯に普及しています。最近ではコンビニエンスストアの必需品にもなっています。電子レンジで調理することを前提とした加工食品も続々と増えています。

しかし、**我が家では電子レンジは絶対に使いません。**

電子レンジは英語で「MICROWAVE　OVEN（マイクロウェーブ・オーブン）」と言いますが、その名の通り、マイクロウェーブ（電磁波）を発生する調理器具です。電磁波を食品に急激に与えることで、**栄養が失われるばかりか、発ガン作用や被曝リスクも高まる**ことはご存じでしょうか？

野菜にはビタミンやミネラルといった栄養素や食物繊維のほかに、抗酸化作用や免疫系制御、解毒酵素の誘導といった力を持つ「フィトケミカル」という天然の化学物質が含まれています。

その素晴らしいフィトケミカルが、茹でた場合は66％、圧力釜では47％、蒸した場合は11％失われるのに対して、電子レンジで調理した場合はなんと97％も失われてしまうそうです（『50代からの超健康革命』松田麻美子著／グスコー出版）。

また、電磁波は食品の分子構造にも変化を起こすため、食品に含まれるビタミンやミネラルなどの栄養素も低下させます。酵素にいたっては完全に破壊されてしまうので、たとえビタミンやミネラルが存在していたとしても、体はこれらを栄養として取り込むことができないのです。

さらに、電子レンジを使う際に使うラップ材やコンビニのお弁当のプラスチック皿からも**発ガン性のある有害物質が放出され、食品に混入**します。発ガン性の活性酸素（フリーラジカル）が増大することや神経系やリンパ系にも電磁波の悪影響が及ぶとされています。

日本人は「カロリーオーバーなのに栄養失調」だと繰り返してきましたが、どれだけ素晴らしい食材を使って料理したとしても、電子レンジを使うと、自動的に栄養不良になってしまうのです。

旧ソビエトでは、電子レンジについて多くの研究がなされました。その結果、**76年にロシアでは電子レンジの使用を禁止**しました。ペレストロイカのあとに使用禁止を解かれましたが、時は冷戦時代ですから、電子レンジの使用によって旧ソビエトの国民たちの力が弱まっては困ると、考えたのかもしれません。

電子レンジを使うことを前提とした加工食品は買わないのはもちろんのこと、そもそも1回の食事で食べ切ってしまえば、電子レンジを使う必要はありません。

もし、余りものを冷蔵したとしても、そのまま食べてしまえばいいのです。私はよくそうしています。

それでも温かい食事を出したいという気持ちは、わからないでもありません。そういう場合は、火にかけたり、オーブントースターを使ったり、軽く蒸すのがいいでしょう。

## 「土鍋」は炊飯器よりも早いしうまい

最近、料理好きな人を中心に「せいろ」が見直されていますが、**せいろは非常に万能な調理器具**です。

せいろを重ねて使えば、たとえば、上段で冷蔵したごはんを温め直しながら、下段で蒸し料理をつくることもできます。さらに、その下の湯を張った鍋ではゆで卵などをつくることだってできてしまうのです。

電子レンジでは一度でこんなにも愉快な料理はできないでしょう。それに、時短で電子レンジを使う人がいますが、栄養価のない料理がいくら早くできても意味がありません。

ちなみに、「せいろ」と同じく、見直されている調理器具のひとつに「土鍋」があり、**土鍋でごはんを炊く人が増えている**そうです。

土鍋でごはんを炊いたことのない人は、「土鍋ごはんは、おいしいけれど時間がかかるもの」と思い込んでいるようですが、実は炊飯器よりも早く炊けるのです。炊飯器に付いている「急いで炊くモード」を使っておいしくないごはんを炊くよりも遥かにおいしく、しかも早く炊けるのです。

我が家は鍋をよくするのですが、**いい野菜がそろった時は蒸し鍋の「タジン鍋」**をします。これを使うと素材がさらにおいしく感じられ、タレなどつけなくても十分、素材の甘味を感じられるのです。

いい機会です。昔からの道具を見直してみてはどうでしょうか？　栄養の面から見ても、調理の手際から見ても、実はとっても理に適った道具が多いのです。

## 「冷蔵庫」で栄養素が減る

もはや冷蔵庫はどの家庭にもある必要不可欠な家電となりましたが、昔と比べてどんどん巨大化傾向にあります。冷蔵庫の「野菜室」なんていう名称も一般化しているくらいですから、スーパーで買ってきた野菜はすべてこの野菜室に入れるという人も多いのではないでしょうか？

しかし、保存性や栄養面の両面で見ても、野菜はあまり冷蔵庫に入れないほうがいいのです。

「バイオフォトン」という言葉を聞いたことはあるでしょうか？　欧米ではかなり研究が進んでいる分野ですが、日本ではまだ馴染みのない言葉です。

バイオフォトンとは平たくいえば「光の粒子」で、もともとは30年代の生物学者アレクサンダー・ガーウィン氏が「細胞が光を発する」という仮説をもとにはじまった研究です。

すべての生体は光を放ち、光を吸収し、そして光を溜めています。そしてすべての細胞は1秒に少なくとも10万回光を放っているとされ、**健康な細胞は持続的に光を放ちますが、不具合のある細胞は断続的に光を発しているそう**です。

バイオフォトンの起源がいったい何なのか諸説意見も分かれ、まだまだそのメカニズムは明らかになっていません。しかしながら、バイオフォトンは２００～８００ナノメーターの範囲で光を放っているとされています。

すべての生体化学反応は電気信号を受けて起こることとも無関係ではないでしょうし、霊魂やオーラ、波動といったものとも関係があるかもしれません。

「なぜ、こんなことを言っているのだろうか？」と思った読者の方も多いでしょう。実は、**冷蔵庫で保管された野菜とそうでない野菜では、フォトンに顕著な違いがあるという研究結果がある**のです。

野菜を収穫してから冷蔵庫に入れないで保管をした場合、9日後に細胞が振動しなくなります。一方、冷蔵庫に保管した場合、たった1日で野菜から振動が消失するという研究結果が出ています。これは農薬を使用した野菜とそうでない野菜でもフォトンに同じような結果が出ており、フォトンは自身を守るために、生体化学反応が起こるシステムをつくっていると考えられています。

フォトンの研究は生命体の科学であり、まだまだ未知の多い分野ですが、それでも細胞の振動が消失した野菜ははたして健康なのでしょうか？　栄養素があるといえるのでしょうか？　ここでもまた日本人の食生活と「カロリーオーバーなのに栄養失調」との親和性を感じざるを得ません。

現代の人の多くはスーパーマーケットなどで買ってきた野菜をすべて冷蔵庫の野菜室に入れて保存しているでしょう。しかし、**根菜類や原産地が熱帯や亜熱帯で生まれた野菜・果物は、低温の環境に非常に弱く**、低温障害を起こしやすく、冷蔵庫での保存には向きません。栄養価の損失まで招いてしまいます。

## 本物の野菜は腐らず「枯れる」

長期保存しなくてはいけないほどの量をそもそも買わないことが大切ですが、食材の特性などを見ると、「吊るす」「新聞紙でくるむ」「冷暗所に置く」など、冷蔵庫で保存しないほうが保つものもいっぱいあります。ここでも、昔ながらの保存の知恵を大事にしたいものです。

冷蔵庫で野菜を保存した際に「野菜を腐らせた」という経験をしたことのある人もいるでしょう。よく考えてみてください。**植物は「腐る」ものではなく、「枯れる」もの**です。植物が腐るというのは、そもそもおかしな現象ではありませんか？

では、なぜ自然界の植物は枯れるのに、スーパーで買ってきた野菜は枯れずに腐るのか？　これは肥料に関係します。無肥料無農薬栽培である自然栽培や自然農といわれる農法で育った野菜は冷蔵庫の中でも枯れるとよく言われます。そして、化学肥料か有機肥料かにかかわらず、肥料を与えられた野菜は冷蔵庫の中では腐る、と言われるのです。特に動物性の糞尿などを使った肥料を使えばより腐りやすく、植物性の場合は枯れやすくなります。

冷蔵庫で野菜をダメにしてしまうほど保存すること自体問題ではあるのですが、冷蔵庫の使用は最小限にとどめ、自然界での様子と同じく枯れていく野菜を選んでいただきたいです。

## 危ないうえに寿命が短い「フッ素加工」

昔からの調理道具を勧めてきましたが、見逃せないのが**フッ素加工された調理器具の危険性**です。今や100円ショップなどでも並んでいますが、フッ素は非常に強力な猛毒として指摘されています。

フッ素の過剰摂取は骨硬化症、脂質代謝障害、糖質代謝障害と関連があるといわれていますが、それだけではなくフッ素やフッ化化合物にはガン化の促進や脳神経障害との関連も示唆されています。もともと**フッ素化合物は畜産家が手に負えない暴れ牛をおとなしくさせるために使用**したのがはじまりで、人類史上はじめて水道に導入したのはナチス。強制収容所などで使用されていたといわれています。

テフロン加工のフライパン以外に、フッ素含有量が多いものを紹介しておきます。

・歯磨き粉（フッ素化合物を含むもの）
・ベビーフードの一部
・ジュース（農薬などから果実に吸収されているもの）
・炭酸飲料
・お茶
・ワイン
・ビール
・ファストフードのフライドチキン

・魚介類
・缶詰の魚
・フッ素添加された塩
・タバコ
・麻酔（メチオキシフルレンなどフッ素化合物を含むガス）
・フッ素入りのコーティングスプレー……。

フッ素支持派の筆頭で、広島に投下した原子爆弾を開発した「マンハッタン・プロジェクト」の科学者だったハロルド・ホッジ博士は、予期される核実験反対や訴訟などに備えて、あらかじめウランやプルトニウムを人体に注射し、その毒性を測る実験を指揮していました。

それと同時に核兵器の製造時に大量に使用し、排出されるフッ素ガスの毒性を一般大衆に察知されないよう、安全性をアピールしておく必要がありました。そのため、「フッ素は安全なもの」というイメージが一般に浸透させられたのです。

フッ素加工された鍋やフライパンは、安いし、軽いし、くっつきにくいので扱いやすいと人気ですが、毒性があるうえに、商品の寿命が非常に短いといったデメリットもあります。**フッ素加工されたフライパンを使っているプロを見たことがありますか？**

料理のプロが使っているのは「鉄製」や「銅製」のものが主です。なぜかというと、フッ素加工された調理器具に比べ、熱の伝導率が非常に高いため、短時間で、しかもおいしく料理ができること、長持ちすることに理由があります。

また、鉄製のフライパンは調理によって鉄分補給もできますし、銅製のフライパンは殺菌効果が非常に優れています。最近普及しているモノならステンレスのほうが、テフロン加工の鍋よりは遥かに安全です。

鉄製や銅製などのフライパンは、フッ素加工のものよりも高価ですが、その危険性や商品寿命のサイクル、調理時間といったことを総合的に考えたら、さて、どっちがお得なのでしょうか？

# part 4

# 内海家の食卓

## 食事に栄養だけを求めるのは無意味

食品の危険性についてこれだけ語っていると、「じゃあ、内海はいつもどんな食事をしているのか」と気になる方もいるでしょう。実際、講演などでも非常によく聞かれる質問です。そこで、私自身の実際の食生活について、ここで少しオープンにしてみたいと思います。

まず、私はそもそも**「食事は楽しいもの」というのが前提**にあります。「おいしいものを食べたい」という気持ちもきっと貪欲（どんよく）なほうです。ですから、「社会毒をすべて避け、栄養だけにこだわった食事」というのはナンセンスだと考えています。極端なマクロビとか糖質制限とか、偏った食事法のことです。

これまでお伝えしてきた農薬や肥料を避けて育てられた野菜や、自然の中で生き物としての尊厳を大切にされながら育てられた肉、人工餌（えさ）や抗生物質などを投与されていない天然の魚、そして食品添加物の入っていない昔ながらの製法でつくられた調味料は、そもそもおいしいのです。だから、私はそういった食品をできるだけ選ぶようにしています。

100%社会毒を避けることはどだい無理な話ですし、**社会毒だけに目を奪われている食生活はある種のノイローゼ**。食べることは生きることですから、食べることが楽しくなくては、生きることもつまらないじゃないですか！

私は独身の頃、今もそうですが、これといった趣味もないので、お金を使うことといえば食事でした。医師というのは実はそういう人が多いのです。

当時は「まずいものは食べたくない」という気持ちはありましたが、健康や栄養という視点はまったく無頓着（むとんちゃく）だったといっていいでしょう。食品添加物や農薬についての害などそう考えることなく、おいしいレストランなどを食べ歩いていました。

食生活を見直すきっかけは、やはり娘が生まれて父親としての考えと医師としての考えが合致したということが大きいでしょう。

それまで自分が医師として接してきた薬害などの問題をつきつめて調べていったら、食べ物や身のまわりの社会毒から変える必要があるとわかりました。

一方で、食にかかわる仕事に就いていた妻と一緒になったことで、少しずつ健康という観点で食を見るようになり、娘ができたことで、自分が医師として調べてきた疑問が腹に落ち、そこで「本物の食」という観点で、食生活を見直していきました。

## 肉や魚で栄養を摂り、野菜でデトックスする

我が家の最近の食卓では、**肉や魚などの動物性のメニューが50～60%、野菜や果物などの植物性のメニューが40～50%と、やや動物性を多めに**しています。

健康で長寿だったと言われるネイティブアメリカンやイヌイットなどの先住民や古代人は動物性が70%だったそうですが、現代にそれを行ったら、人口が多過ぎるので食の奪い合いになってしまいます。それに古代と違って、現在の肉や魚は生態濃縮が進んでいること、また肉や魚は解毒力が弱いのです。

また、彼らが住んでいた場所と違って、日本人は海も川も森もある場所に住んで、様々

なものを食べて長生きしてきた民族ですから、「雑食」が向いていると思っています。

野菜は消化が悪いですが、デトックス効果や植物固有の栄養素が摂れるという観点もあるので、社会毒の多い現代では「まごわやさしい」に代表されるような植物性のものをやや増やしたほうがいいと考え、**肉食だった古代人の食べ方よりはやや野菜を多めに摂るよう心がけています。**

## こだわりの食材をできるところから

最近はこだわりの食材を扱う方からのいただきものが増えてきて、塩やお茶、油などはありがたいことに自宅に種類豊富にそろっています。それでも日常的な食材は自分たちで選んで購入しています。

米は購入先を固定せず、クリニックに併設している薬害研究センターで仕入れているものを食べるか、イベントなどに出店している自然食品店から買うことが多いです。購入するのは、**放射能測定をしっかり行い、自然農で育った玄米のササニシキかそれより昔の米**になります。うちではササニシキ、コシヒカリ両方の曾祖父の「朝日米」を食べています。野菜はインターネット通販で購入することが多く、**7割が自然農**のもの。3割がスーパーマーケットの慣行栽培の野菜で、ホタテ由来の農薬洗浄剤で洗浄しています。

豚や牛肉はクリニックのスタッフなどと一緒に、**牧場から共同購入のかたちで仕入れたり、鶏や馬や鹿、ラムは通販が多い**です。そのほか、自然食品店で購入することもあります。

魚は種類豊富なスーパーマーケットで**九州産か日本海側の天然のもの**を購入しています。

調味料は、和食の場合は酒としょうゆ、味噌いずれも、**昔ながらの製法でつくられたもの**で、みりんの用意はありますが、料理ではほとんど使いません。調味料は自然食品店で買ったり、薬害研究センターで取り扱っているものを買ったりしています。

塩と油は大切なので、いろいろな種類のものを用意しています。ソースやトマトケチャップ、マヨネーズなどは自然食品店などで購入した**食品添加物の入っていないものを**使っています。さすがに砂糖は置いていません。

## 完璧より「長続きすること」を目指す

1日の食べ方としては、朝食は摂らず、昼食はお腹が空いた時や時間がある時、講演などのランチ懇親会やビジネスランチなどで食べることがあります。

夕食はやはり講演後の懇親会が入ったり、最近は夫婦ともに多忙なのもあり、自宅で夕食を楽しむ機会が少なくなっていますが、それでも家族で週3〜4回程度は夕食を摂っています。

夕食はお酒も入りますし、やっぱり一番楽しい食事ですから、目いっぱい楽しみます。

お米は自宅で食べる時は玄米100%ですが、お酒を飲むことが多いので、**ごはんを食べるのは週1度程度**。お肉の焼き加減は基本的にレア。お魚は刺身など生中心。貝や海老など丸ごと食べられるものや小魚を多めに摂ります。

野菜は軽くバターソテーしたり、蒸し料理や鍋物で食べることも多いです。

私自身、料理は嫌いではないほうなので、妻と娘のために料理の腕を振るうこともあります。パスタとお好み焼きは、我が家では私の仕事です！　「え？　パスタに、お好み焼きまで食べるの？」と思った方、いそうですね。

妻も私もワインが大好きなので、ワインボトルをふたりで平均1・5本開けます。休肝日はありません（笑）。オーガニックワインも飲みますが、低価格のもの、「酸化防止剤（亜硫酸塩）」が入ったものもけっこう平気で飲みます。「えっ？　酸化防止剤って、毒じゃないんですか？」と思った方、きっといますよね。

そして、水は飲み水に関してはウォーターサーバーを使用し、料理ではキッチンの蛇口に取り付けた低価格の浄水器を通したものを使っています。「あれ？　ウォーターサーバーって毒が入っているのでは？」と思った方もいるでしょう。

あれだけ食品の害について語っておきながら、「自分自身は毒のあるものを使っているじゃないか！」と思われるでしょうが、その通りです。

**毒は絶対に摂取しないなどと神経質にやっていたら長続きしません**し、それでは楽しいはずの食卓も息苦しくなってしまいます。

もしかしたら、我が家の食卓を見たら「食品に気をつかうのも、この程度でいいのか」と少し気を楽にして実践できるのではないでしょうか。

先にも述べましたが、神経質にとらえないで**「70%くらい毒を避けられたらいいなぁ」くらいの感覚**で取り組むのが長続きのコツです。

要は、食品に対して害があることを知ったうえで摂取するのか、知らないで摂取するのか。そこが一番重要なのです。その後の選択は個人の自由です。

ですから、社会毒について私は講演で話すことはあっても、個人の選択に対して、人にとやかく言うようなことはしません。

私自身、毎日これだけワインを飲んでいるから痩せられるわけがないと、自分でもわかっています（笑）。ですが、そこは個人の選択の自由というものです。

## 「防災」のために食材は1週間分をストック

冷蔵庫に食材を入れると、栄養素が落ちる話もしましたが、我が家はけっこうギッシリ食材を入れているほうです。おまけに、300リットルの冷凍庫を用意して大量に食材を保存しています。

ということは、「冷凍食品も、それを解凍する電子レンジも、なんだかんだ言ってやっぱり使っているのでは？」と思った方もいるかもしれませんが、それはノーです。冷凍食品は買いませんし、解凍もできる電子レンジも持っていますが、オーブンの機能しか使っていません。では、何が入っているかというと、ほとんどがお肉類。軽く1週間分はあると思います。

肉と魚は菌が付きやすいのと、冷蔵保存だと酸化が進みやすいので、栄養価は落ちますが、冷凍保存をすることが多いのです。

とはいえ、なぜこんなにも冷凍しているかというと、インターネット通販を利用する際の送料などを考えて一度に大量に買うというのもありますが、**一番の理由は防災**です。地震などが発生した際、電力がストップする可能性もあります。冷凍の場合は自然解凍されていきますから、冷蔵庫に入れてあった食材よりも断然保ちがいいわけです。そこで「1週間分の備蓄」という発想で、冷凍庫に食材を保管しています。

食というのは、味と栄養を考えたら、旬のものが一番おいしく栄養価も高い状態ですし、鮮度も重要です。しかし、いざという時は鮮度よりも量が重要になる場合もあるのです。

市販の備蓄食料は、カンパンやビスケットやカレーなど炭水化物が非常に多いです。そうです！　それでは糖質過多になってしまうのです。

有事なのに糖質過多などと言っている場合ではないだろうと考えがちですが、逆です。災害時は否が応でも食料を節約しなくてはならない時です。そんな時に精神のイライラを引き起こし、もっと食べたいという欲求が出る糖質ばかりを摂っていては、逆効果だなと思ってしまいます。糖質によって元気になるのは一瞬だけだからです。

有事の時は精神的にもどうしても落ち込みがちになるものです。そういう時こそ**肉や魚**

**を食べて、体の中から元気を出さなくてはいけません。**

冷凍庫で肉を保存しておくのは、言ってみれば、古代人が干し肉などの保存食をつくっていましたが、それに近いでしょうか。

ですから、我が家では冷凍庫の備蓄品のほかにも、ペットボトルの水を1カ月分は用意していますし、電気が止まった場合に備えてカセット式のガスコンロももちろん用意しています。

地震や災害が起きた時は「とにかく食べられるものを」と考えがち。しかし、そういう時こそ真にエネルギーになるものを食べられるよう備蓄しておくことは、災害大国である日本で生きていくためには必要な発想ではないでしょうか。

## 外食は「大手チェーン店」を避ける

最近は夫婦ともに忙しく、我が家では外食率が上がっています。家族での週4回の夕食のうち、2回は外食という週もあります。

家族で外食する際に心がけていることは、**まず大手チェーン店には行かない**こと。こだわりを持った個人店や、多店舗展開していても2、3店舗の店を選ぶようにしています。

なぜなら、「大量仕入れで大量生産」のシステムでは、決して安全でおいしいものはつくれないからです。ジャンクフードのチェーン店はもちろんのこと、居酒屋でもレストランでもチェーンは同じです。

危険な食材を使って、それをおいしいと感じさせるために大量の食品添加物を使用するまやかしによっておいしいと感じさせられるのです。

ですから、先述したことでもありますが、外食先ではアメリカ牛、ブラジル鶏、とうもろこし、ポテトの揚げ物、乳製品、砂糖が入ったものは絶対に注文しません。

自分や家族の体を守るために、**安全な食品を扱っていない店や商品を避けるという考え方は「不買活動」**でもあります。

こだわりの食材を使って、ていねいな料理を出す本物の店というのは、まずおいしいですし、継続に値する店。ですが、そういった店は皆、仕入れコストの面での苦労がつきものですから、そういう店こそ食べて応援です。

自然食のダイニングなどは講演のあとの懇親会などで行くことが多いので、家族で外食する際はどちらかというと、違ったジャンルの店を選ぶことが多いでしょうか。

私はジビエにワイン好きですからね。フレンチもイタリアンも行きます。韓国料理もけっこう行きますね。韓国料理には肉を野菜に包む食し方がありますが、あの食べ方はマタギや猟師、先住民の食べ方に通じていますし、肉だけでなく野菜も摂れるので、私も大好きな食べ方です。

和食では蕎麦屋にも行きますし、うちでは揚げ物は自宅ではつくらないというルールがあるので、天ぷら屋も行きます。

なぜ、家では揚げ物はしないのかというと、まず揚げ物はプロがつくったほうが断然おいしいからです。それに、いくらいい油を使っても、その温度調節やちょうどいい揚げ具合は非常に難しい。

ですので、うちではいい油を使って、旬のものをおいしく揚げてくれる店に好んで行くようにしています。

放射能をはじめとした社会毒を気にし過ぎて外食はしない、という神経質な方が時々いますが、そこまでするのは正直ノイローゼに近いのではないでしょうか。

もちろん、安心安全な食材を使った家庭でつくれる料理もいいのですが、天ぷらやフレンチのように、家庭ではなかなか出せないプロの味もあります。お金がもったいないというならご褒美という観点でいいでしょうし、まずは家計の中の、NHKの受信料や新聞購読料や医療保険代やタバコ代、薬代や無駄な人間ドックを受けることこそ見直したほうがいいでしょう（笑）。

栄養や社会毒という一面だけで食を見ていたら、楽しい団欒のはずの家族の食事の時間も、台無しになってしまいます。ハレの外食だからこそ、大いに家族で食を楽しむ。これです！

## 子どもの朝食は「MEC食」

「娘さんの食事は何に気をつけているのですか?」というのも、よく講演などで聞かれる質問のひとつです。

彼女が生まれたばかりの頃は、今ほど社会毒に対しての知識や関心がそう高くはなかったので、はじめての離乳食の時は市販の離乳食を何種類か買ってきて、「この子はどんな味が好きなのだろう?」といろいろ食べさせてみて、彼女の本能に訴える味を探してみたこともありました(笑)。

現在、娘は5歳半ですが、**基本的には大人と同じものを食べさせています**。ごはんは玄米100%ですが、穀物ばかり食べていると虫歯にもなりやすいので、無理にはごはんは食べさせていません。家庭での夕食でも出さない場合もあります。

好き嫌いもあまりありませんが、どうしても野菜は子どもの味覚として食べられないものもあるので、野菜は食べられるものだけにして、動物性のものは好きなので多く食べさせるようにしています。

朝食は、私たち夫婦は食べませんが、さすがに成長盛りの5歳半の娘ですし、虐待みたいに言われるのも嫌ですから食べてもらっています。それでも軽めですが、前述したように、「MEC（メック）食」を食べさせることが多いです。

MEC食とは「肉（MEAT）、卵（EGG）」、「チーズ（CHEESE）」の頭文字を積極的に摂取する食事法のことで、高タンパク、高脂質で、ごはんやパンなどの炭水化物（糖質）を抑えた食事です。

ただ、うちでは牛乳をはじめ、乳製品は軽くバターソテーする程度ならOKにしている程度で、プロセスチーズやヨーグルトなどはNGにしているので、「C」はなし。ですので、「ME食」とでもいうのでしょうか。

ソーセージや卵、あとは果物。もちろん、前夜の残り物やお味噌汁、玄米ごはんを食べさせることもあります。

パンは自然農の国産小麦を育てる岡本よりたかさんがつくられたものなど、ほかの方のものでも、いいパンが手に入った時に食べさせる程度です。

平日の昼食は彼女が通っている幼稚園で食べることになります。彼女が通う幼稚園には、牛乳とお菓子類は避ける方針であることは伝えてありますが、選択は娘の意思に任せています。

私はしっかり牛乳や砂糖の害について娘に説明しているので、実際に彼女は幼稚園では牛乳は飲まないですし、お菓子類も食べないようです。

## 「体に悪いから食べない」と言える子にするには

よく「子どもに甘いものを食べさせないようにするにはどうしたらいいですか?」という質問を受けますが、それは親が「ダメ」としか子どもに言わないからです。

なぜ牛乳や甘いものを食べてはいけないのかを**しっかり子どもに説明すれば、子どもは自ら「食べない」という選択をちゃんとします。**そして親がそれを実行しているかどうかも重要です。きちんとコミュニケーションせず、なぜ食べてはいけないのか理解していないから、子どもは食べたがるのです。

母親同士や親戚（しんせき）などとの付き合いの中で、我が子にお菓子をプレゼントされて、どう対処すればいいのか困ったという話はよくあります。その際、子どもがなぜダメなのか理解していたら、子どもは正直なので、お菓子をもらっても「体に悪いから食べない」と自分からノーと言うはずなのです。

私の娘も「毒だから食べない」と自分の意思でノーを選びますから、私は家庭以外での娘の食については、実はそう心配していません。

家でも外食先でも甘いものをあげることはしませんし、誕生日の時などのお祝いごとでは砂糖類や牛乳を使っていないケーキを用意しています。まあ、ここは妥協案というやつです（笑）。

日々のおやつは、スルメや酢昆布、小魚などの乾きもの、ナッツ、炒り玄米、無農薬の果物などをあげていますが、それで本人も満足しているようです。

夕食は家族一緒に食べますが、彼女だけ子ども用の特別メニューを用意することはそうありません。ただ、現在私たちは東京に住んでおり、放射能について解毒を考える必要性に迫られています。そのため**マグネシウムやカリウムやケイ素などを補充する**目的で、天然にがりやケイ素の溶液などを味噌汁や鍋、スープ、お好み焼きのタネなどに入れたり、料理のかくし味みたいにして入れることはあります。

エラそうにいえるほど食育を私はしていませんが、「何でも食べて残さない」「落としたものでも拾って食べなさい」というのはあるでしょうか。食べ物を粗末に扱わないで、大切にして感謝して食べることです。食の基本ですから。

## 春夏秋冬の内海家の味　春のキーワード「苦味」

タラの芽、菜の花、たけのこ、ふきのとう……、山菜をはじめとした苦味のある春野菜は大好きなので、この季節、本当によく私は食べます。肉と一緒に和えたり、たけのこは煮込んだり、外食では天ぷらで食べたり……。酒の肴(さかな)にも合う、これぞ大人の味でしょう。

和食の世界では「春の皿には苦味を盛れ」といわれますが、日本では古くから**春野菜が持つ苦味や香りは心身を刺激して活性化させる**といわれています。

実際、春野菜には解毒作用や抗酸化作用の働きの高いものが多く、冬の間にため込んだ老廃物を排出したり、暖かい季節へ向かって心身をいきいきとさせてくれるのです。

春野菜特有の苦味成分にはビタミンCや抗酸化作用のある「ポリフェノール」のほか、植物毒の一種ですが、新陳代謝が衰える冬の間にため込まれた老廃物を排出してくれるデトックスの働きを持つ「アルカロイド」という成分が入っています。アルカロイドは大量に摂取すると中毒を起こしますが、普段の食事の中で摂る分には問題ありません。

東洋医学の原点ともいわれる「陰陽五行説」では食べ物にも陰と陽があり、5つの味（五行）に分類されます。そして、体内に取り込まれた五味は、それぞれの五臓六腑（ごぞうろっぷ）に作用するといわれています。

五味とそれぞれ作用する臓器は、

・酸味／肝臓、胆のう

・苦味／心臓、小腸
・甘味／膵臓（消化器系）、胃
・辛味／肺、大腸
・鹹味（塩辛い味のこと）／腎臓、膀胱

です。

この中でも酸味や甘味、辛味、鹹味は季節を問わず摂りやすいですが、**苦味となると、やっぱり春ならではの味**ではないかと思いませんか。

春野菜は旬の味を楽しむという良さもありますが、植物の持つ自然の効能や五行の考えに沿っても、ぜひ春のものは積極的に楽しみたい食材です。

雪どけの土の間から、小さいながらも力強く芽を出す山菜のその姿から、人が強い生命力を感じるのは、植物本来が持つ強いパワーにもきっと由来しているのでしょう。

## 春夏秋冬の内海家の味　夏のキーワード「体を冷やす」

春に続いて、夏も私は夏野菜をよく食べます。色や味の濃いものが多く、それも好きな理由のひとつですが、一番は私が暑がりだということです。

どういうことかというと、夏野菜は火照った体を冷やす作用や夏バテに負けないようスタミナがつくよう調整するもの、暑さで奪われやすいビタミンCが豊富なものが多いのです。

ですから、本当は旬の季節に食べるのが一番いいのはわかっているのですが、なすやキュウリ、トマトなどの夏野菜は、今では年中スーパーマーケットに置いていますので、それらを暑がりの私は体を冷やすためにも季節を問わずけっこう食べるのです。

よくできたもので、**体を冷やす野菜は暖かい地域で夏に収穫するものが多く、体を温める野菜は寒い地域で冬に収穫するものが多い**と、東洋医学では教えます。

そして、上に向かって育つ野菜は体を冷やす野菜が多く、逆に下に向かって育つ野菜は体を温める野菜が多いのです。開放的になる季節と内向的になる季節の違いが、野菜の育ち方にも表れているようです。

ちなみに、夏はさくらんぼからはじまり、メロン、すいかと果物の種類がたくさん店頭に並ぶ季節ですが、私自身はほとんど果物は摂りません。私は酒飲みなのと、普段から甘いものを摂らないせいもありますが、最近のフルーツは味が甘ったるいものが多いので苦手です。

海外に行った時のほうがよく果物を食べているかもしれません。**農薬の使用基準値が海外のほうが日本より断然厳しい**のと、日本のフルーツと違って自然な甘酸っぱさを感じられるからです。

日本の果物は甘いほうが売れるからという消費者のニーズに合わせて、ますます糖度の高いものへと改良されていますが、いかがなものかと思います。

夏の汗をかいて疲れた体に、頬張(ほおば)った果実の素朴な甘酸っぱさが一時の清涼感になる時もある。今ではほとんどフルーツを食べない私ですが、それでも昨今の糖度の高いフルーツでは、この清涼感をいったいどれだけ感じられるのだろうかと疑問です。

## 春夏秋冬の内海家の味　秋のキーワード「ジビエ」

「食欲の秋」といいますが、**この季節はおいしく、かつ栄養素も高い食品が豊富**です。内にこもる冬に向けて、栄養を蓄えるという時期でもあるからです。

秋から冬にかけて見逃せないのが、何といっても「ジビエ」です。鹿肉、馬肉、ラムは定番。猪、カエル、ウズラ、ロバ、キジなどはなかなか家庭では食べられませんから、フレンチなどに外食に行って楽しむこともあります。

家畜と違って、野生で育った鳥獣の肉は筋肉質で脂肪分が少なく、高タンパク・高ミネラル・低カロリー。鉄分や動脈硬化を防ぐリノレン酸がたっぷり含まれているものが多いのが特徴です。この時期の旬であるキノコと並んで、ジビエは放射能の影響を受けやすいので、産地を選びますが、大量にインターネットで購入して冷凍保存し、春先まで楽しみます。外国産も食べますが、餌や育て方にこだわった国産のジビエは本当によく食べます。

「ジビエはにおいが臭くて」などと言う人がいますが、それは**化学物質が入っているから**。天然のジビエや育て方のいいものは、畜産の牛豚鶏の肉では物足りなく感じるくらいです。

たとえば馬肉は、肥育段階で投薬をすることがあまりありません。馬は反芻しないため内臓がデリケートなので抗生物質やホルモン剤といった投薬があまりできず、結果的にほとんど薬品に侵されていないのです。そういった安全性の意味でも馬肉はお勧めです。

献立がいつもパターン化してしまうと悩んでいる人にジビエは特にお勧めです。なにせ、いつも使っている肉そのものの種類をただ変えるだけでも変化が大きいのですから。

ジビエは肉の味がしっかりしているので、さっとグリルやソテーして塩コショウしただけで十分素材の味を楽しめます。馬肉や鹿肉はタタキにしてサラダにしてもいいですね。

最近、私はもう少しゆっくりとした生活にしようと、自家菜園と釣りをはじめようと考えています。その流れでいくと、ジビエ好きとしては狩猟もアリなのですが、さすがに私が銃を撃つのか……と考えると悩ましいところです。動物たちが我々に命を捧げてくれたことに感謝して、大切においしくいただく。私はそこにとどめておこうと思います。

## 春夏秋冬の内海家の味　冬のキーワード「鍋」

和出汁(だし)のシンプルな鍋にしゃぶしゃぶ、すき焼き、豆乳鍋、キムチ鍋、坦々鍋、タジン鍋……。鍋ものは本当によく自宅でやります。なにしろつくるのは簡単ですし、野菜も肉も魚もたっぷり摂ることができるからです。

「水溶性ビタミン」を多く含む白菜やにんじん、ブロッコリーなどは、茹でるとビタミンが水に溶けてしまうといいますが、**鍋の場合は出汁やスープも一緒に楽しめるので、栄養素を余すことなく堪能**することができます。

先にも言いましたが、タジン鍋は蒸し鍋なので、水溶性ビタミンもそれほど溶けません。より素材がおいしく感じられるので、自然農のおいしい野菜がそろっている時はタジン鍋がお勧めです。にんじんはスイーツのように甘く感じられ、そのままで食べられます。

ちなみに、ほうれん草やキャベツ、トマトといった「脂溶性ビタミン」が豊富な野菜は油と一緒に摂ることで、そのビタミン吸収率が高まるので、油を使った料理がお勧めです。鍋ものはどちらの家庭でも冬の風物詩ではないでしょうか。そこで使う野菜やお肉、お魚の素材を「本物」にするだけで、いつもの鍋もグッとおいしくなるはずです。間違っても、つけダレに食品添加物が入った市販のポン酢なんかは用意しないことです。

## 内海家のある日のごはん

ここからは、普段の家庭での食事や懇親会での食事などを私が撮影した写真とともに、食事内容を紹介したいと思います。

日常、そんなに手の込んだものを食べているわけではないことが、ここからわかるでしょうか。意外に思うこともあるでしょうか。これが私の素の様子です。

# エビとアサリのトマトソースパスタ

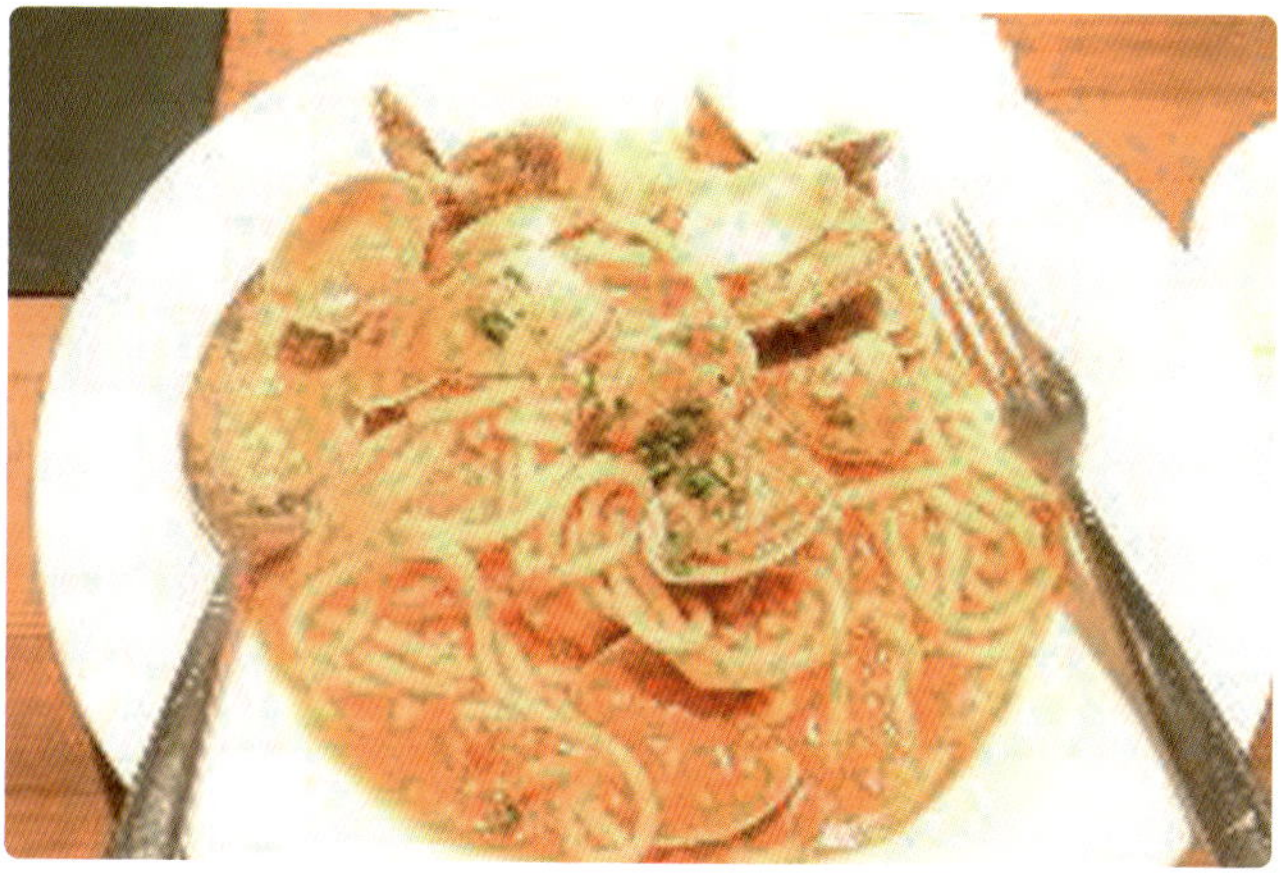

私がつくったパスタです。パスタは「オーサワジャパン」のオーガニックのパスタ、トマトソースもオーガニックのものを使用しています。一時期、全粒粉のパスタも使ってみたりしたのですが、歯触りに納得がいかずにやめました。食事は栄養だけではありませんからね。魚介類の中でも、私は貝や海老などホールフードの考え方にもなる丸ごと食べられるものが好きです。仕上げにチーズを少し。

## パプリカとブロッコリーの炒め／鹿肉のステーキ／タマネギとジャガイモのソテー／オクラのごま和え物／ホタテのサラダ

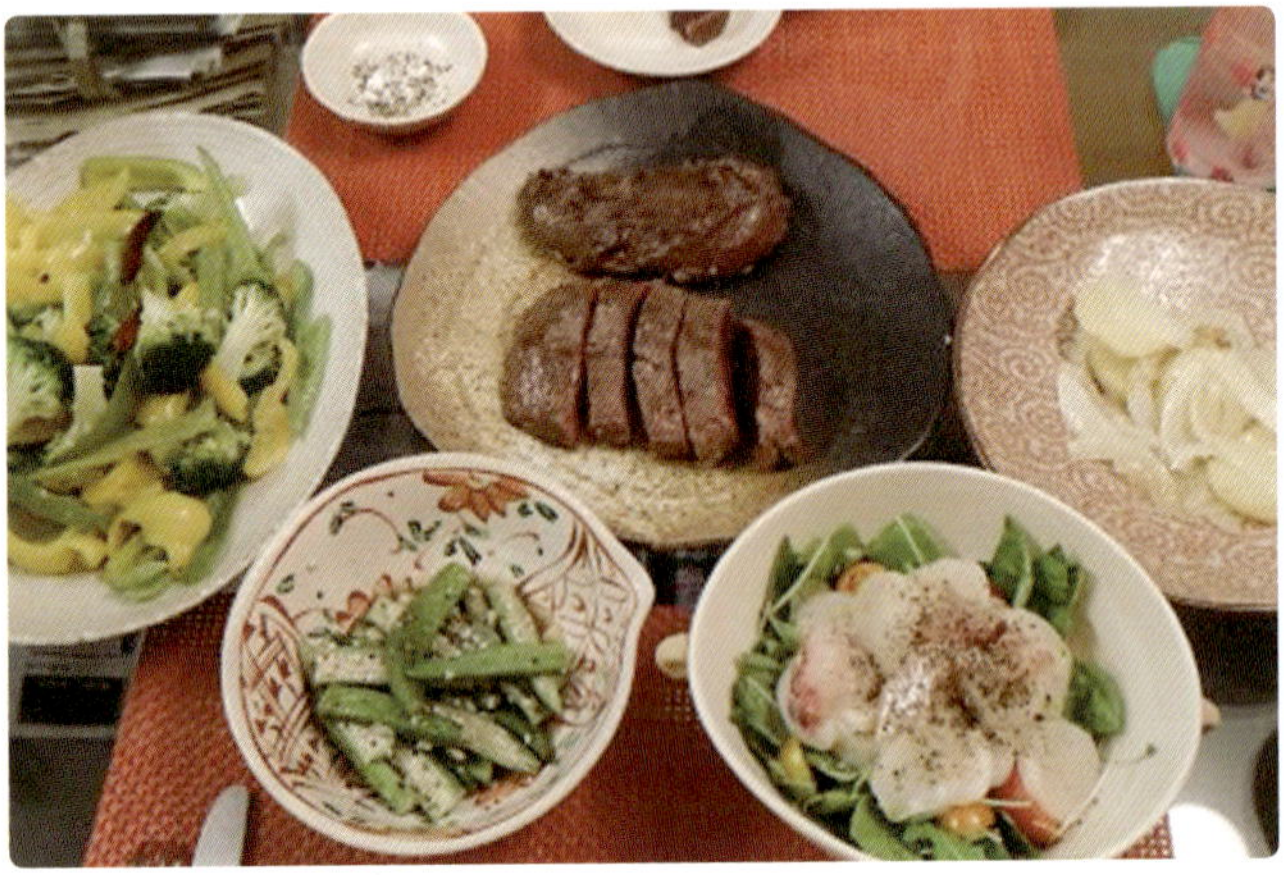

妻と娘と３人での普段の夕食風景です。肉と魚、そして野菜は多めです。私はいも類はあまり食べないので、右の「タマネギとジャガイモのソテー」は娘用です。おくらやタマネギや野菜は無肥料無農薬の自然農のものです。ステーキが牛や豚などの家畜ではなく、鹿肉というところが、ジビエ好きな私らしいでしょうか？　鹿肉は高タンパクで鉄分の含有量も高く、健康食品としてもお勧めです。ボクサーの減量で使われるとも言われますね。

## オクラとナスの和え物／ホタテともずくのサラダ／豚肉とミニトマトとズッキーニのソテー

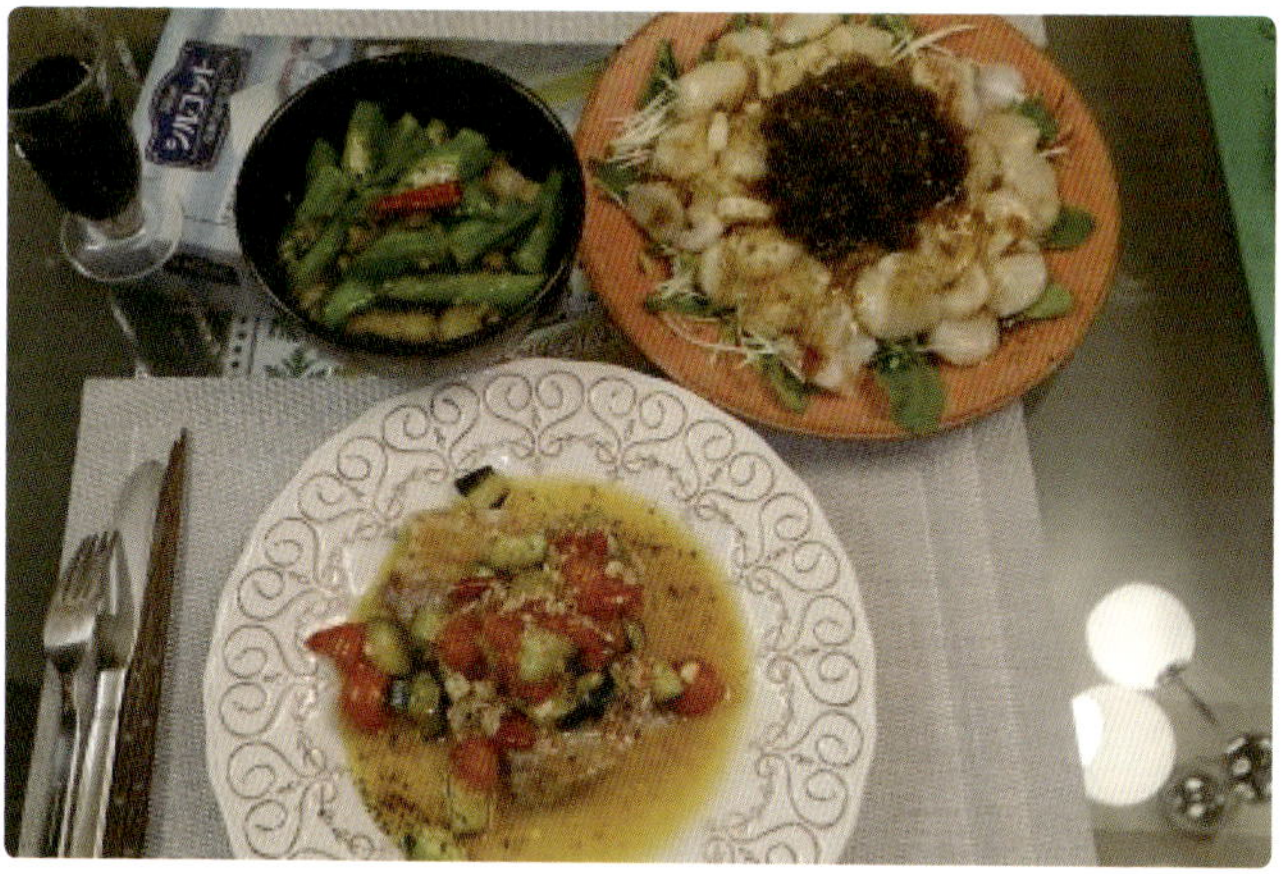

豚肉は平田牧場さんのもの。スタッフと共同購入で大量に仕入れたものを冷凍保存しておくことが多いです。ズッキーニは九州で自然農法をしている農家さんから送ってもらったものです。オクラともずくはムコ多糖類なので、私は本当によく食べます。ホタテは妻の好物なので、こちらもよく食卓に上ります。ドレッシングは手づくりで、えごま油としょうゆを混ぜることが多いですね。

## キノコとネギのキッシュ／サバのマリネ／牛肉のステーキにニンニクチップとナスのソテー添え

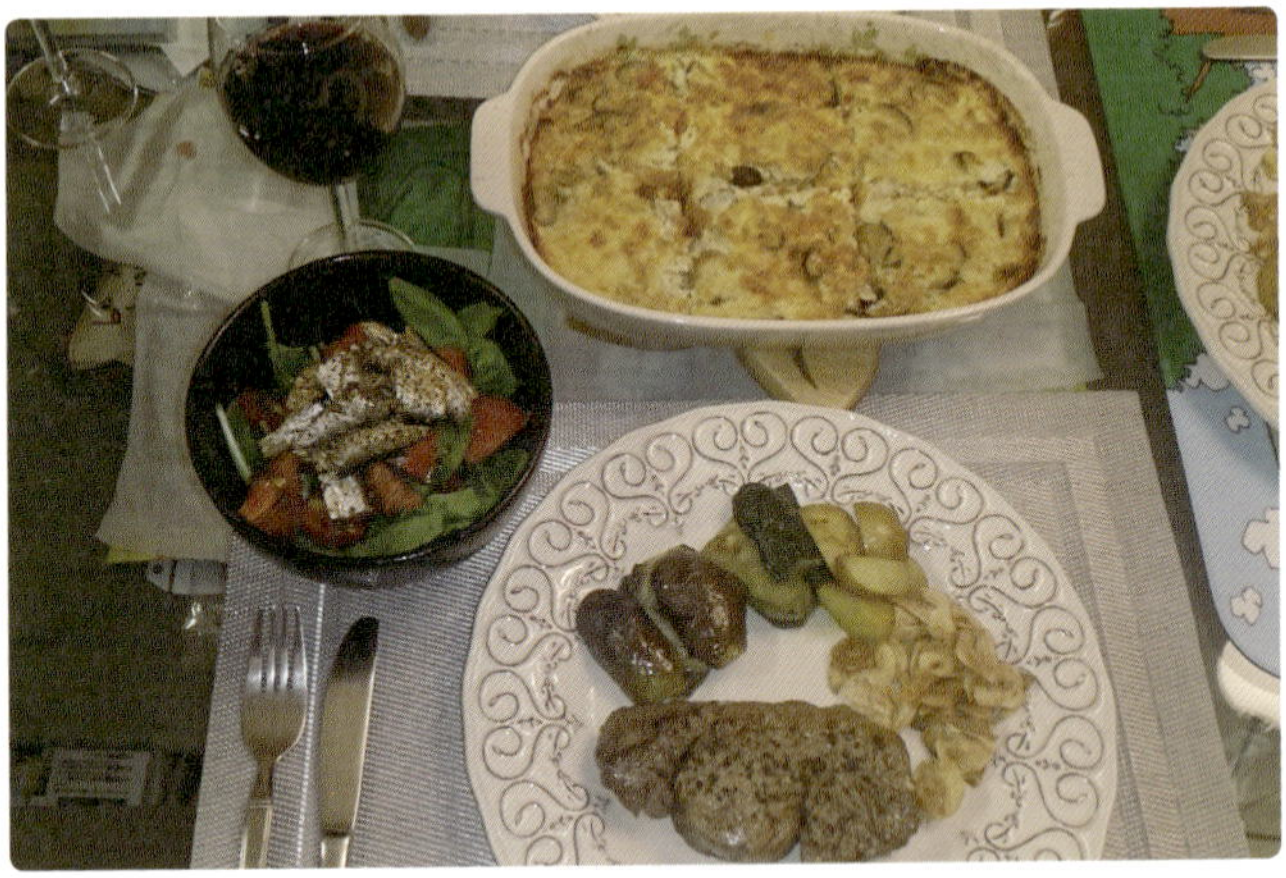

　魚は小さい魚や青魚を中心に食べることが多いので、サバもよく食べます。うちでは牛乳は使わないので、キッシュにももちろん牛乳は使わず、かなり卵焼きに近い雰囲気です。私はこの妻がつくる自家製キッシュが大好きで、しょっちゅうオーダーしています（笑）。卵はもちろんかなりこだわっており、肉はこの日は牛肉。生に近いかたちで食べたいので、焼き加減はレアにしてもらっています。大好きな赤ワインも進みます（笑）。

## カツオのタタキ／青菜の和え物／お刺身盛り合わせ／豚肉とナスの味噌炒め／いんげんのバターソテー

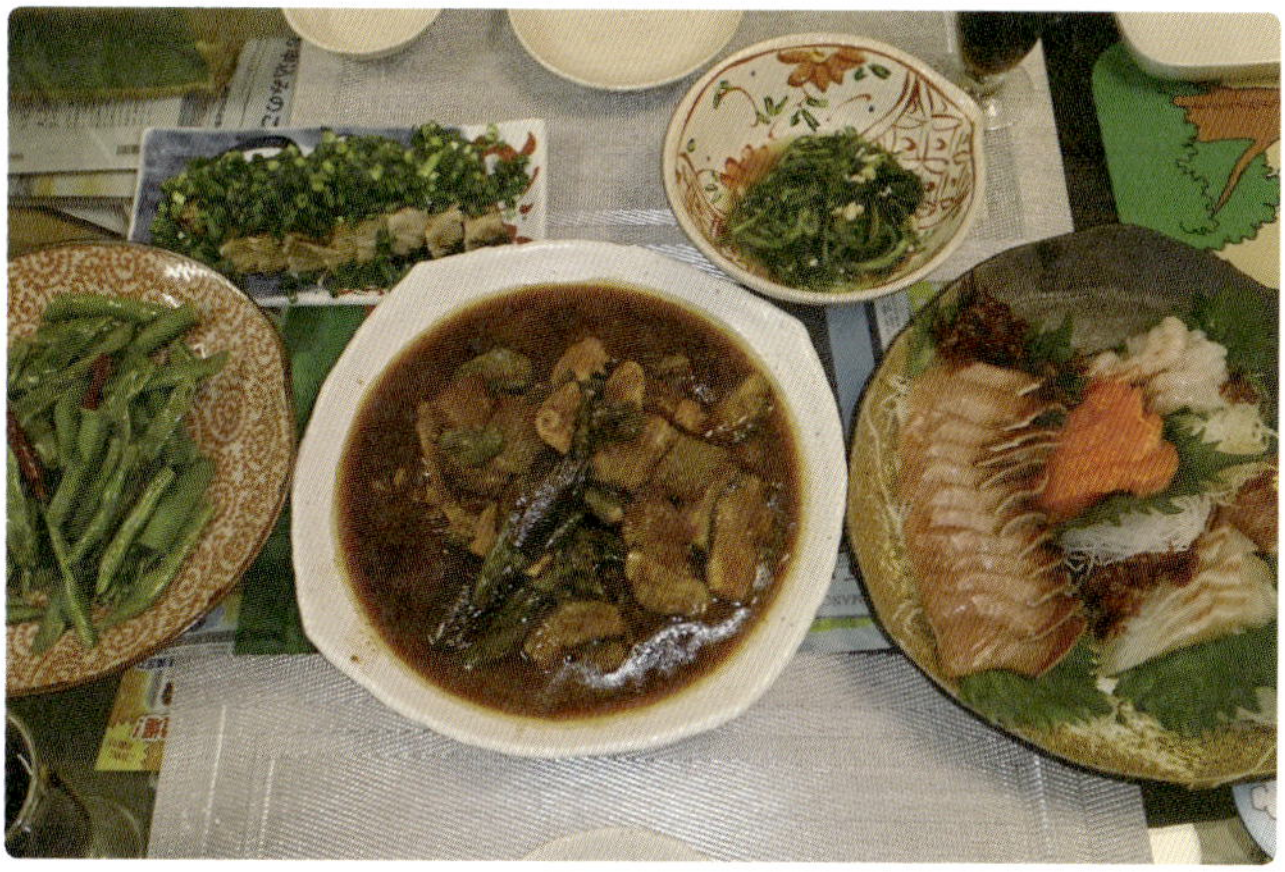

　カツオとお刺身はさばいたものを買いました。スーパーで刺身を買った時にはしそやツマは食べません。東京などでもいい魚をそろえた魚屋が入っているところもあるので、そういったスーパーの魚屋で九州産などの天然の魚を購入することもあります。いんげんは自然農の農家からいただいたものです。味噌は薬害研究センターでも販売している、まるみ麹さんの「美袋乃唄」や「五百春」、日本豊受自然農さんのホメオパシーのレメディーを使った味噌「黒大豆味噌」などを使っています。

## 馬肉のサラダ／オムレツ／ベーコンとズッキーニのパスタ

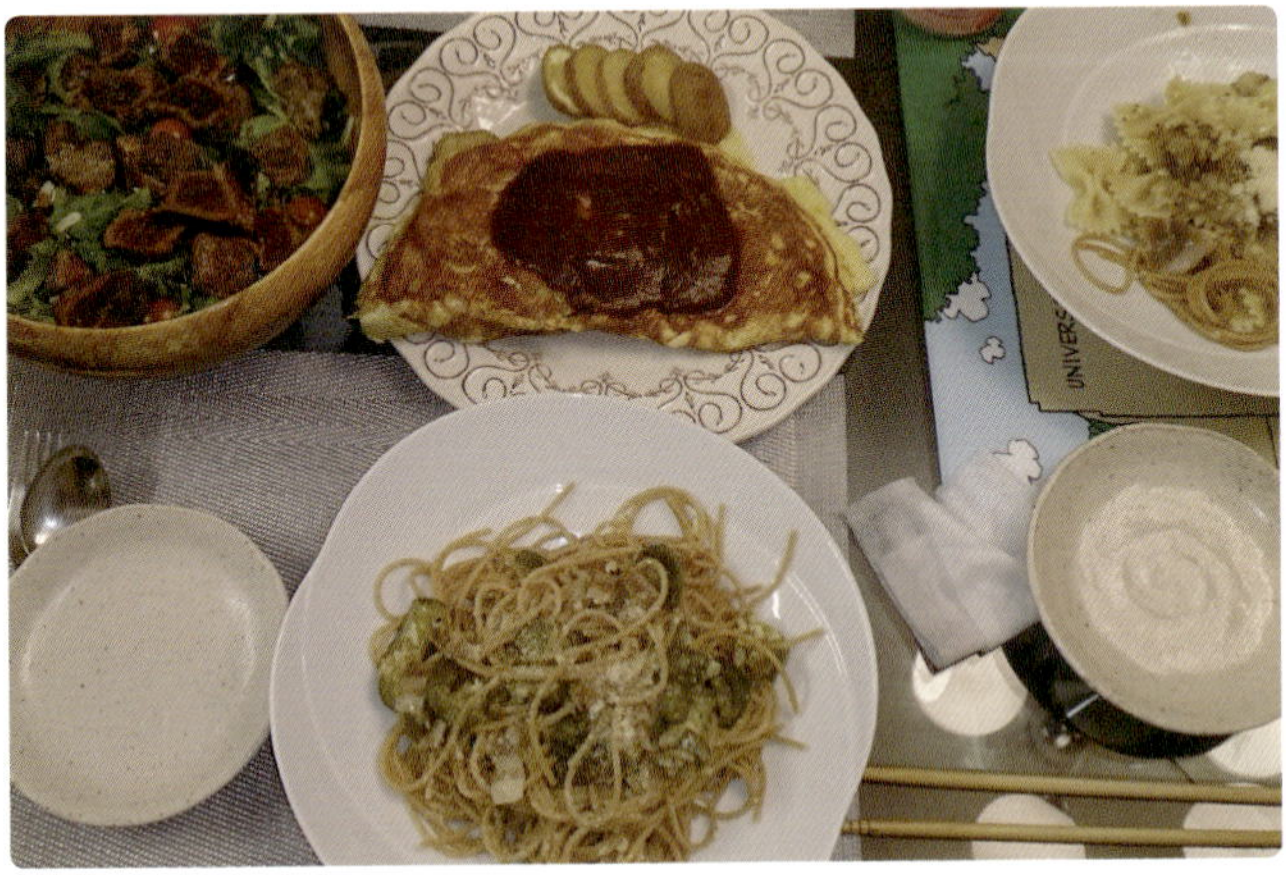


この日の夕食は私がすべて料理しています。「サラダに馬肉!?」なんて思いましたか？　タタキのような感じで火を通して焼いています。あとここには載っていませんが、馬刺しも我が家ではよく食べるお肉です。パスタの具材のベーコンは無添加・無塩せきのものを使用。風味づけに軽くパルメザンチーズを振っています。卵は極上のものなので結構お高いです。オムレツにかけたソースも無添加で、果糖ぶどう糖などを使っていないものを使用しています。

## 白身魚とカブとブロッコリーのサラダ／カキと白子のバターソテー／鹿肉のグリル　クレソン添え／骨つきラムとズッキーニのソテー

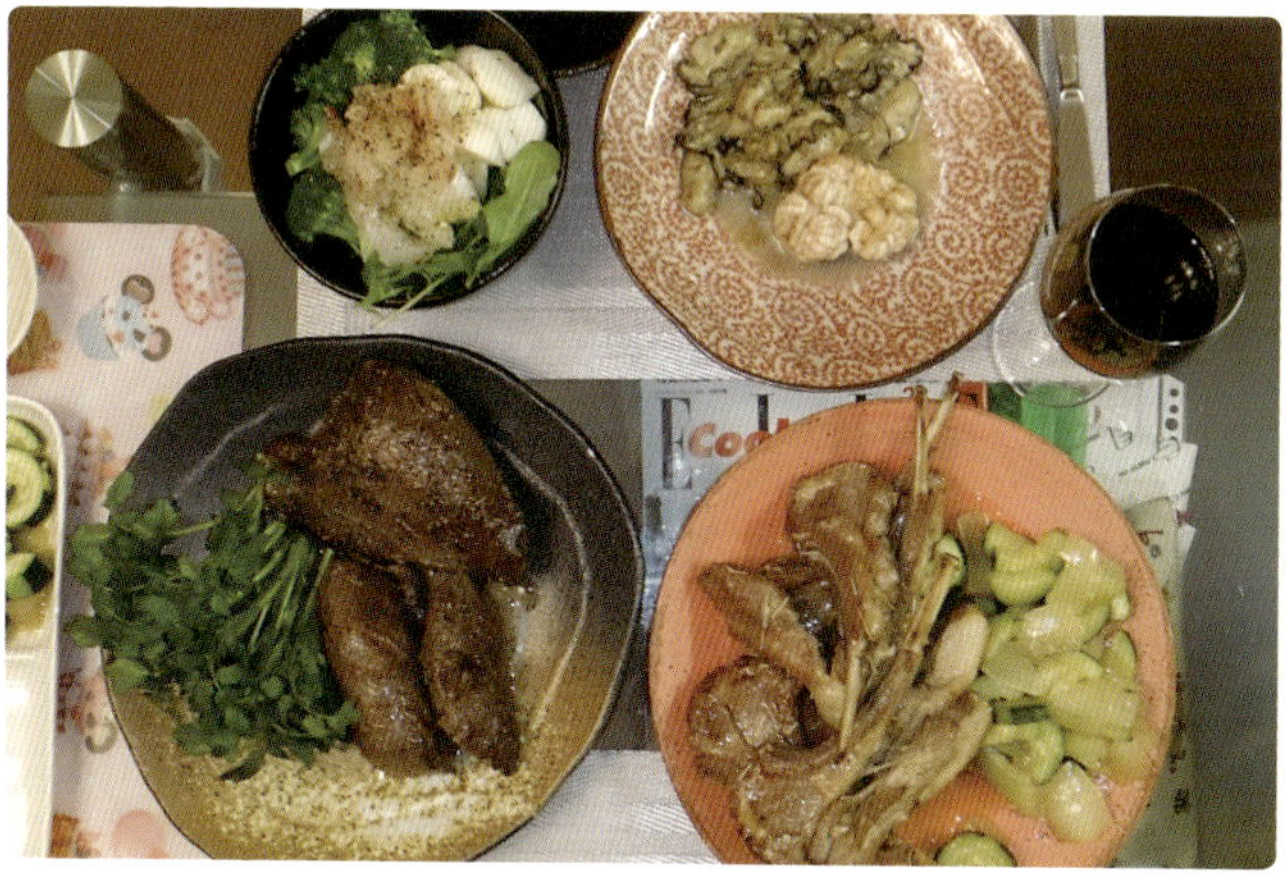

ワインがとっても進むジビエメニューです（笑）。チーズもそうですが、うちでは乳製品は基本的に食べない方針ではあるものの、バターと風味づけのパルメザンチーズだけは嗜好品として時々使います。あれこれ調味料を使わなくても、おいしいバターで軽くソテーしただけで十分おいしく食べられますから。カキは広島産、ラム肉は特別なものではなくスーパーで普通に買ったものです。白身魚は天然の鯛ですね。カブは無農薬ですが、クレソンやブロッコリーはスーパーのものを農薬洗浄剤で洗っています。

# 豚汁／玄米ごはんごま塩かけ／梅干し／ブリの照り焼き／アサリの酒蒸し／しらすとネギとカツオ節和え／山芋とろろ

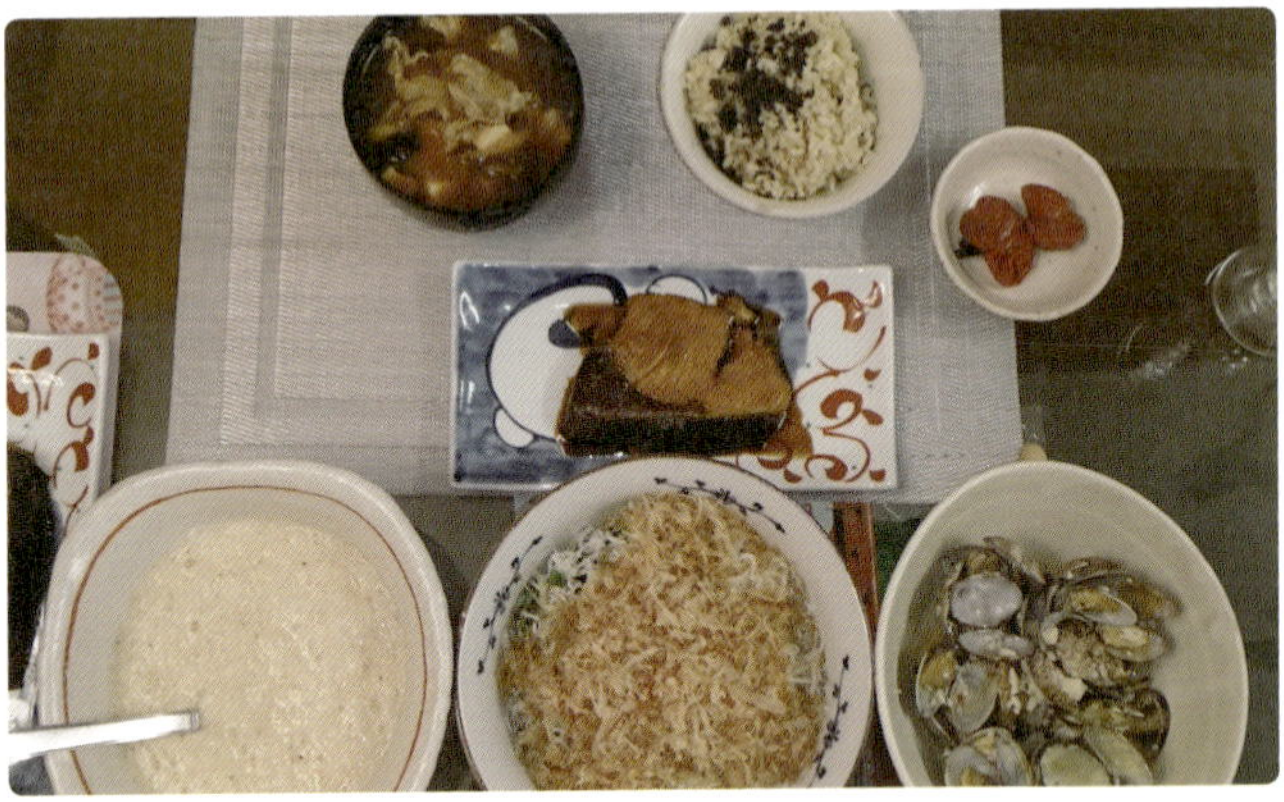

週に１度くらいはごはんを食べる和食メニューもあります。しかも、ごはんがとっても進むメニュー。この「しらすとネギとカツオ節和え」は私の大好物で、しょうゆをかけてよく混ぜて食べます。ネギは無農薬の時もあればそうでない時もあり、しらすは駿河湾産の良質のものをこの時は使います。このまま食べてもよし、ごはんにかけてもよしのカンタンメニューです。アサリは国産の日本海のもの、玄米は無肥料無農薬でゴマ塩つき、梅干しは無肥料無農薬の四年物、山芋はスーパーのものですが、産地は選んでいます。梅干しや漬物は和食の時はよく食べるようにしています。

# お好み焼き

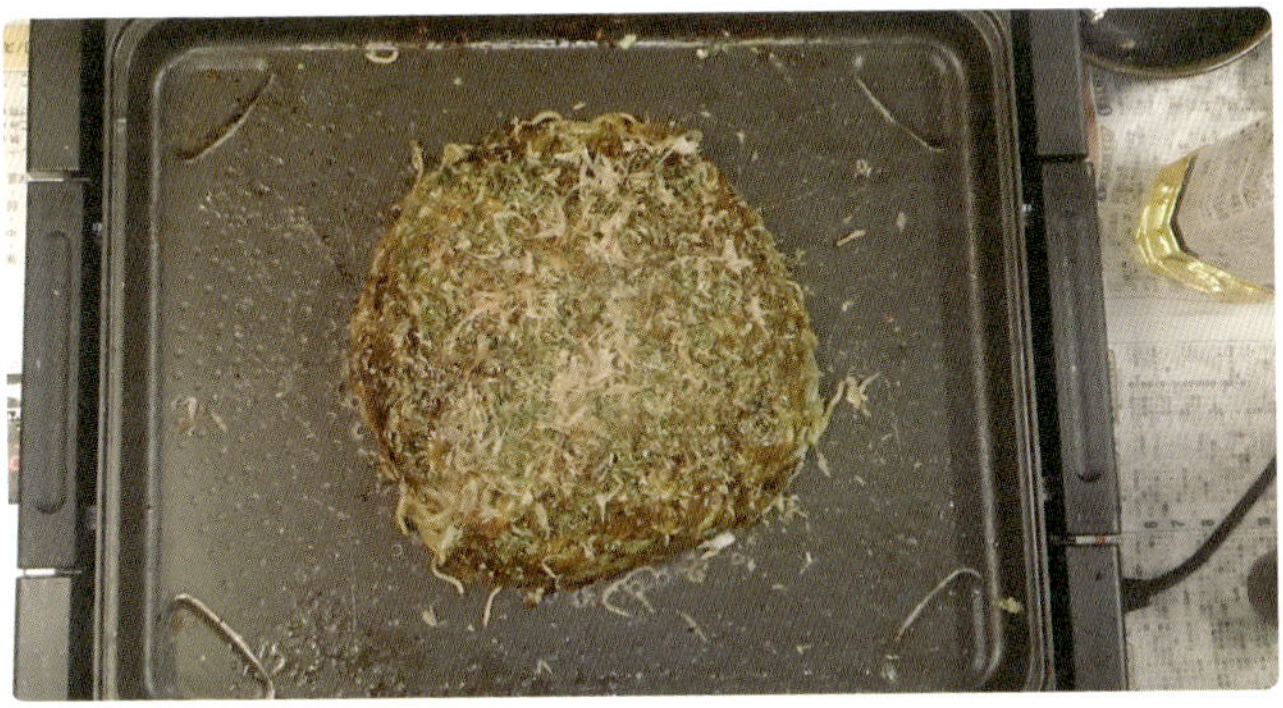

お好み焼きをつくるのは関西人の私の仕事です。体に悪いとかは考えません（笑）。兵庫県出身なので、ソースは必ず「どろソース」。マヨネーズは「松田のマヨネーズ」です。粉は国産無農薬全粒粉と小麦粉を半々。モダン焼きなのですが、焼きそば自体は市販のものです。付属の焼きそばソースは使いません。変わっているのは、隠し味に「ケイ素」と「にがり」の溶液や、体内に入った有害物質を活性炭の力で排出する「キッズカーボン」をタネに混ぜていることでしょうか。これらは放射能対策になります。単体だと個性が強過ぎる味も混ぜてしまえば子どももわからない。分量が絶妙だったのか、なかなか深みのあるおいしさでした。

## ポトフ／砂肝のアヒージョ／山芋のオムレツ／豆腐ステーキと焼き野菜

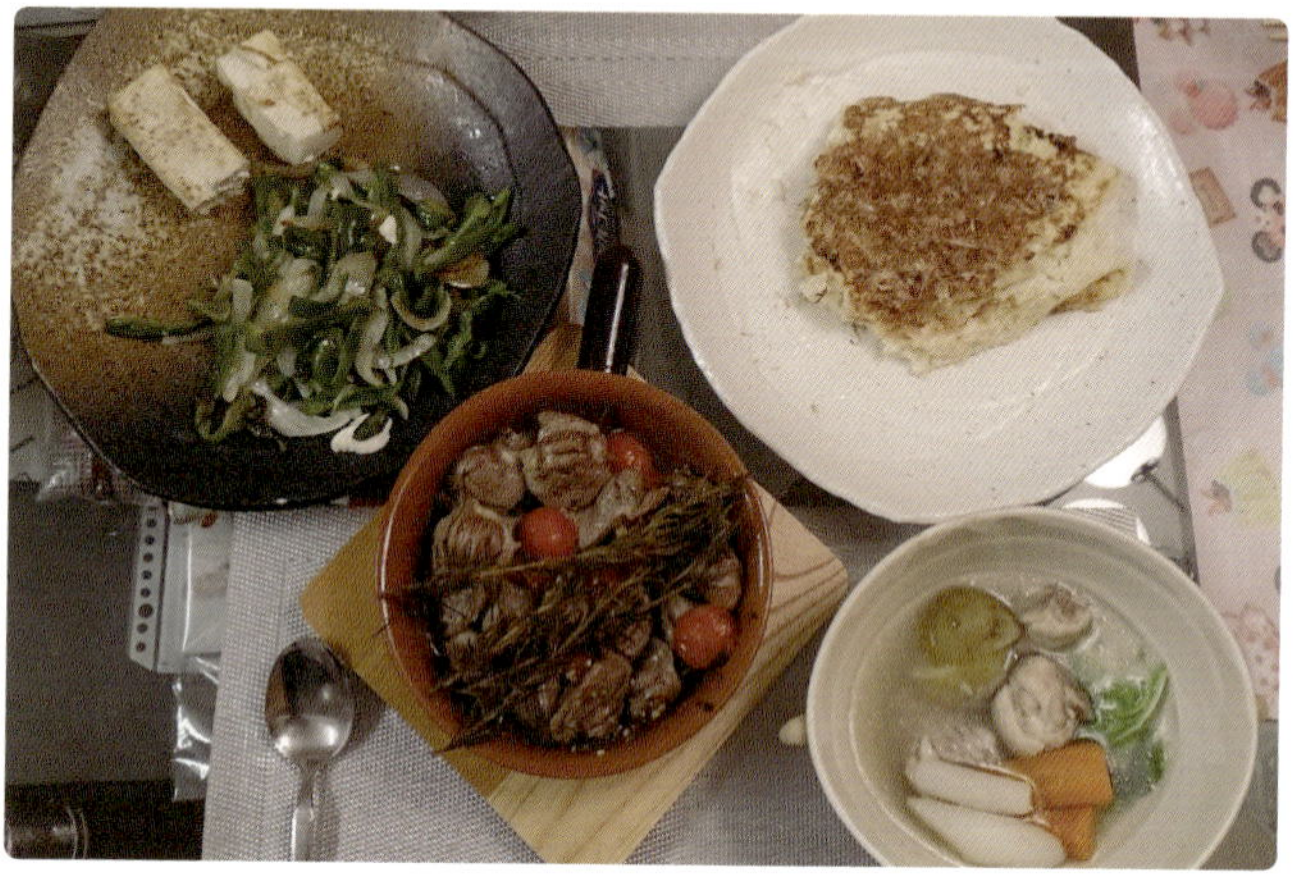

アヒージョは私が好きな料理のひとつで、外食ではよく頼むのですが、これは妻がつくってくれました。オーガニックのオリーブオイルや杉崎学さんの「ほうろく菜種油」などをよく使います。砂肝はスーパーのものでポトフの野菜は無農薬、鶏肉も自然食品店のものです。ポトフにもケイ素液や天然にがりが少々入っています。この日も山芋などムコ多糖類をメニューに入れています。

## レンコンのさっと炒め／鶏肉と白菜の煮物／海鮮野菜サラダ／にんじんとナッツの和え物

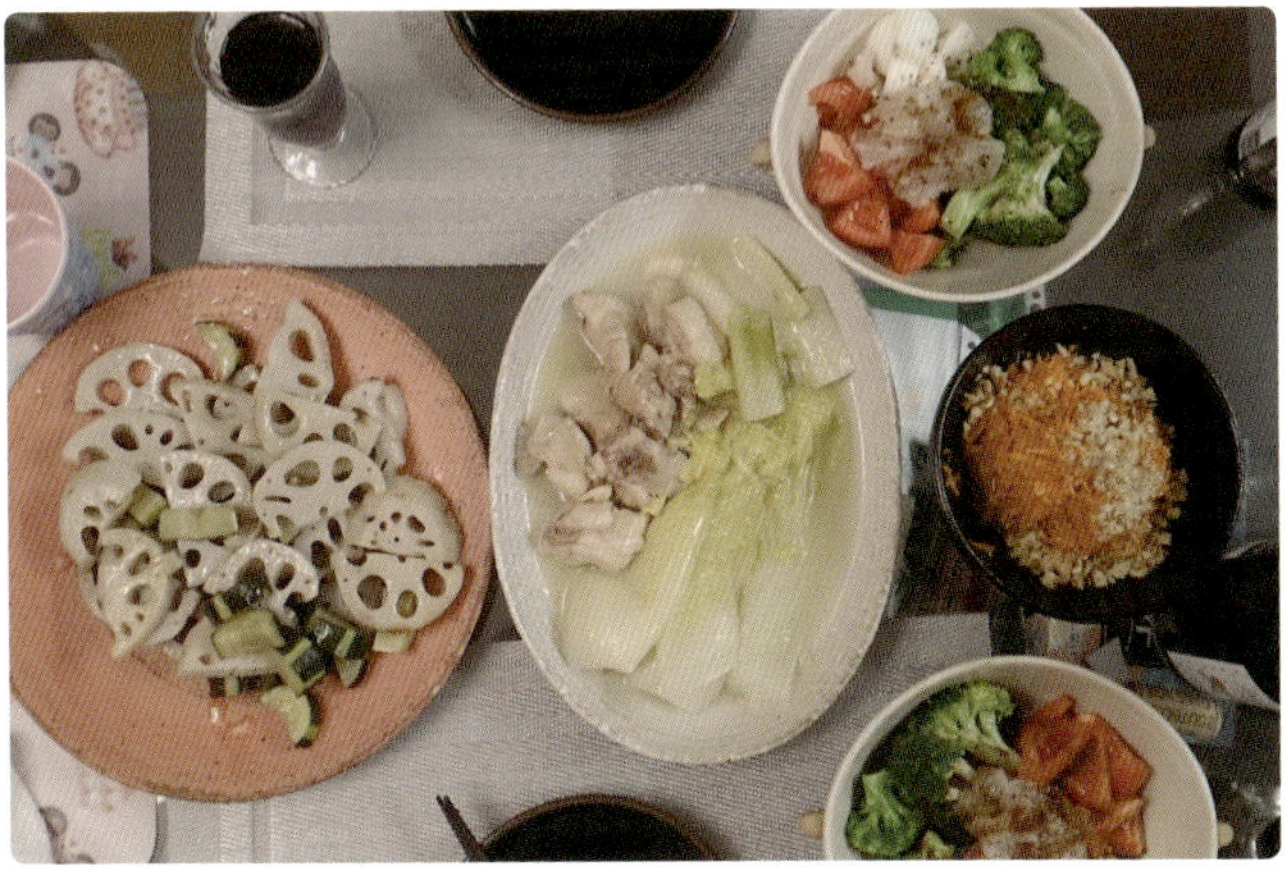

この日は野菜中心の日です。メニューで特筆すべきは「にんじんとナッツの和え物」でしょうか。にんじんは無肥料無農薬の良質なもので、ナッツは子どものおやつにもあげることがありますが、アンチエイジング効果やガン予防にも効果的な食材でもあります。レンコンはポリフェノールも入っているので、免疫力を上げる効果もあります。レンコンは放射能を考慮し、現在の茨城産のものは食べないようにしています。白菜やブロッコリーはスーパーのもの、鶏肉は自然食品店のものです。

## サラダやパスタ、大豆ミートなどのプレート／ソーセージ入りベジタブルスープ／玄米ごはん

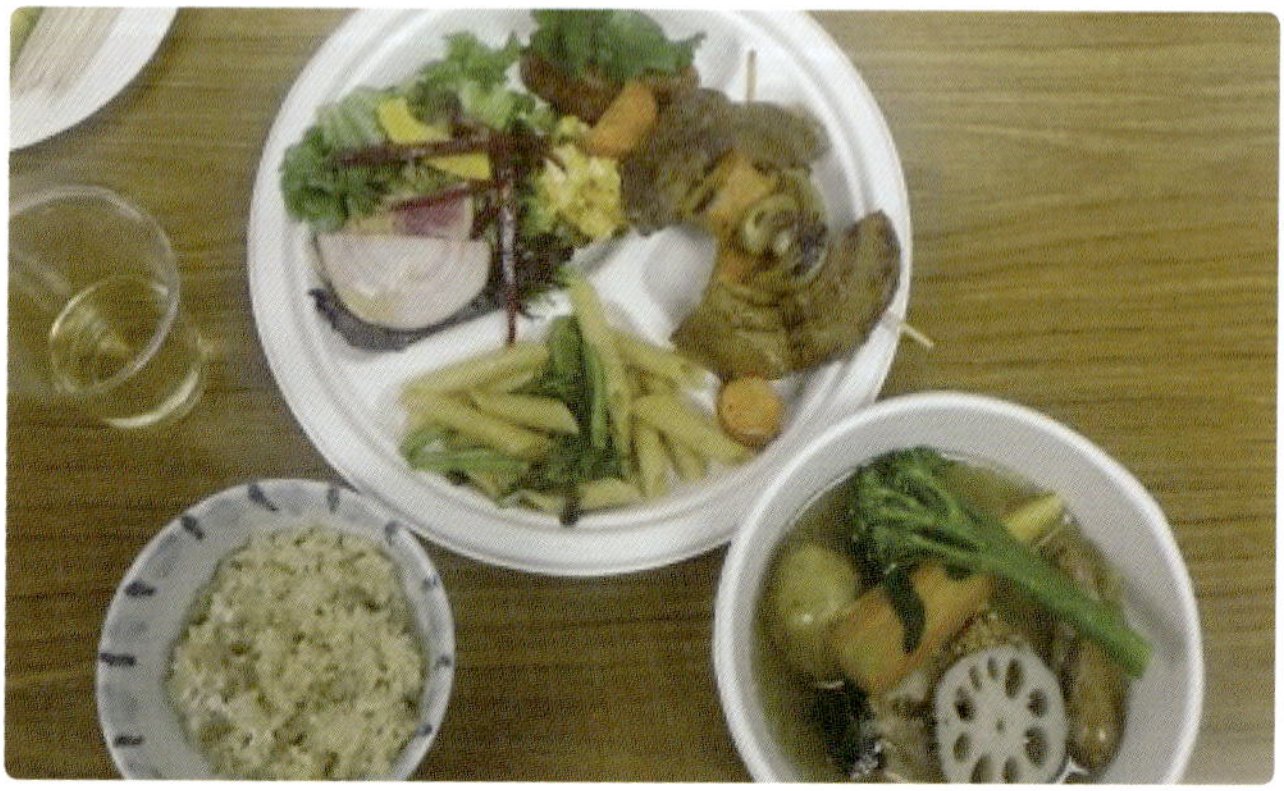

　これは講演会後の懇親会で出していただいたランチです。食品の害などについて話すことが多いので、懇親会ではこういった無農薬の野菜を使ったメニューを出していただくことがけっこう多いです。

　懇親会では、居酒屋もメキシカンも中華も行きますし、外食では、ポテトフライやオニオンリングといった油を大量に使ったものや高温で調理されたもの、食材に不安が高いものなど避けるべきものをきちんと避けるようにする程度でそこまで神経質ではありません。ただ、大手に対する意思表示のためにもチェーン店は避けたいものです。

## 生カキ／ホタテとトマトのサラダ／ラム肉のグリルとズッキーニ

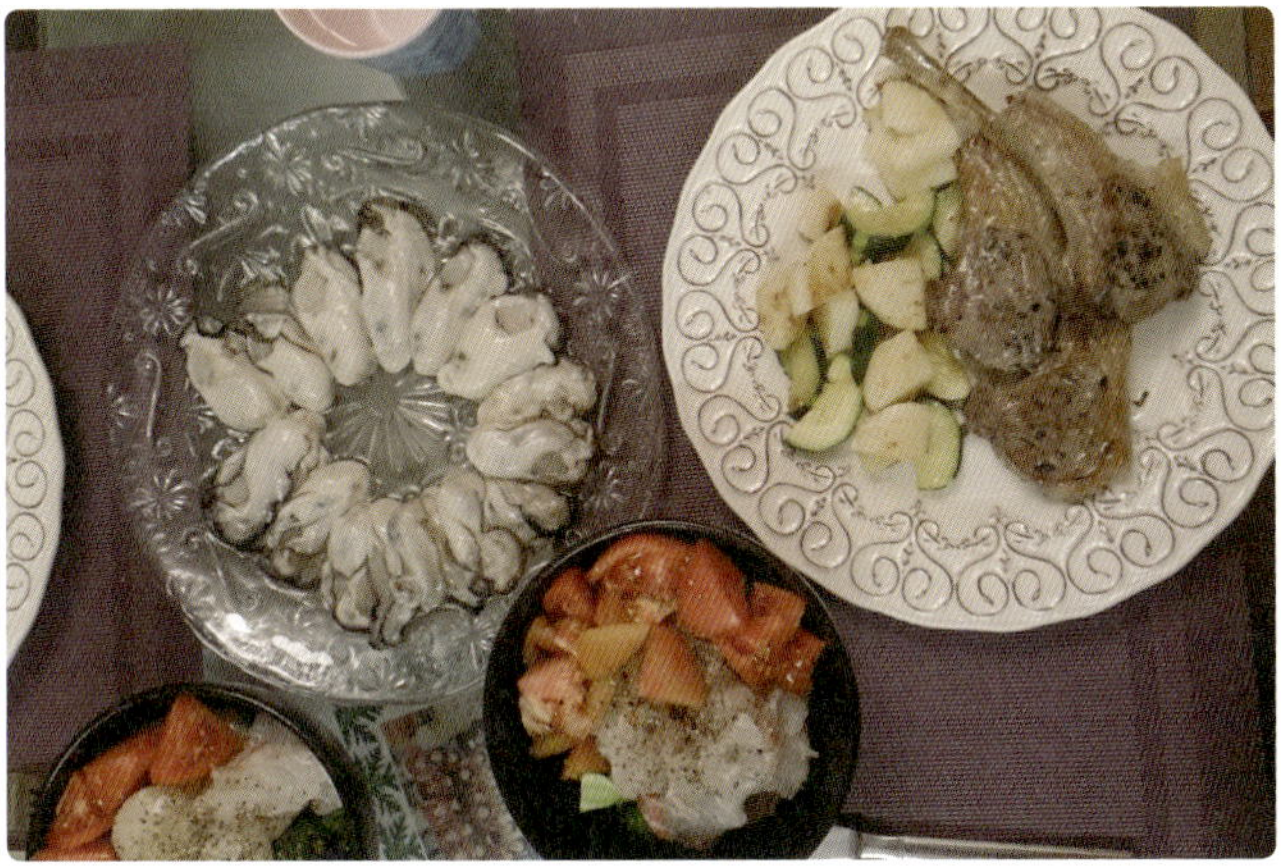

カキやホタテなどの貝類は生で食べられるものが多いのがいいところです。もちろん、ラムもレア焼きで子ども用の肉はミディアムレア。カキはオリーブオイルに塩か良質のレモン汁などをつけます。この日のズッキーニやトマトなどはスーパーの野菜であり、農薬を洗って落としています。しっかりとした食事というより、酒の肴といったところですね。

## 鶏のから揚げ／キャベツと豚肉の炒め／味噌汁／ちりめん山椒乗せ玄米ごはん／漬物

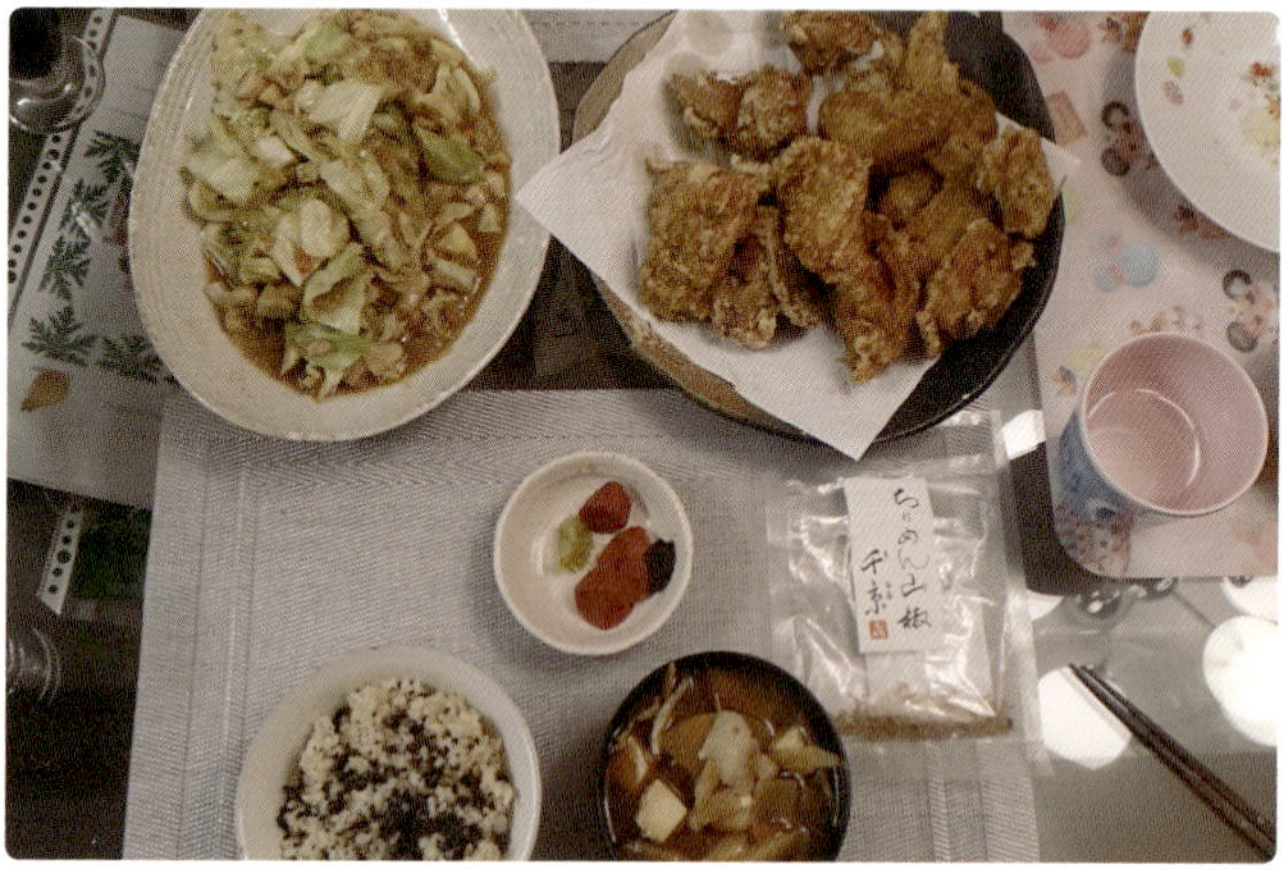


「鶏のから揚げなんて食べるんだ？」とビックリされたでしょうか？　はい、時々は食べます！　うちでは揚げ物はほとんどしません。これは近所に国産鶏を使ったこだわりのから揚げ屋さんがあり、そこで買ってきたものです。キャベツはスーパーのもの、豚肉は平田牧場さんのもの、梅干しとちりめん山椒は無添加で良い品です。味噌汁の根菜類は無農薬のもので、玄米も無農薬のササニシキです。

## 豚肉のしょうが焼き／豚汁／豆腐と青菜と卵のサラダ／ベーコンのネギ巻き／紫大根とにんじんとソーセージのポトフ

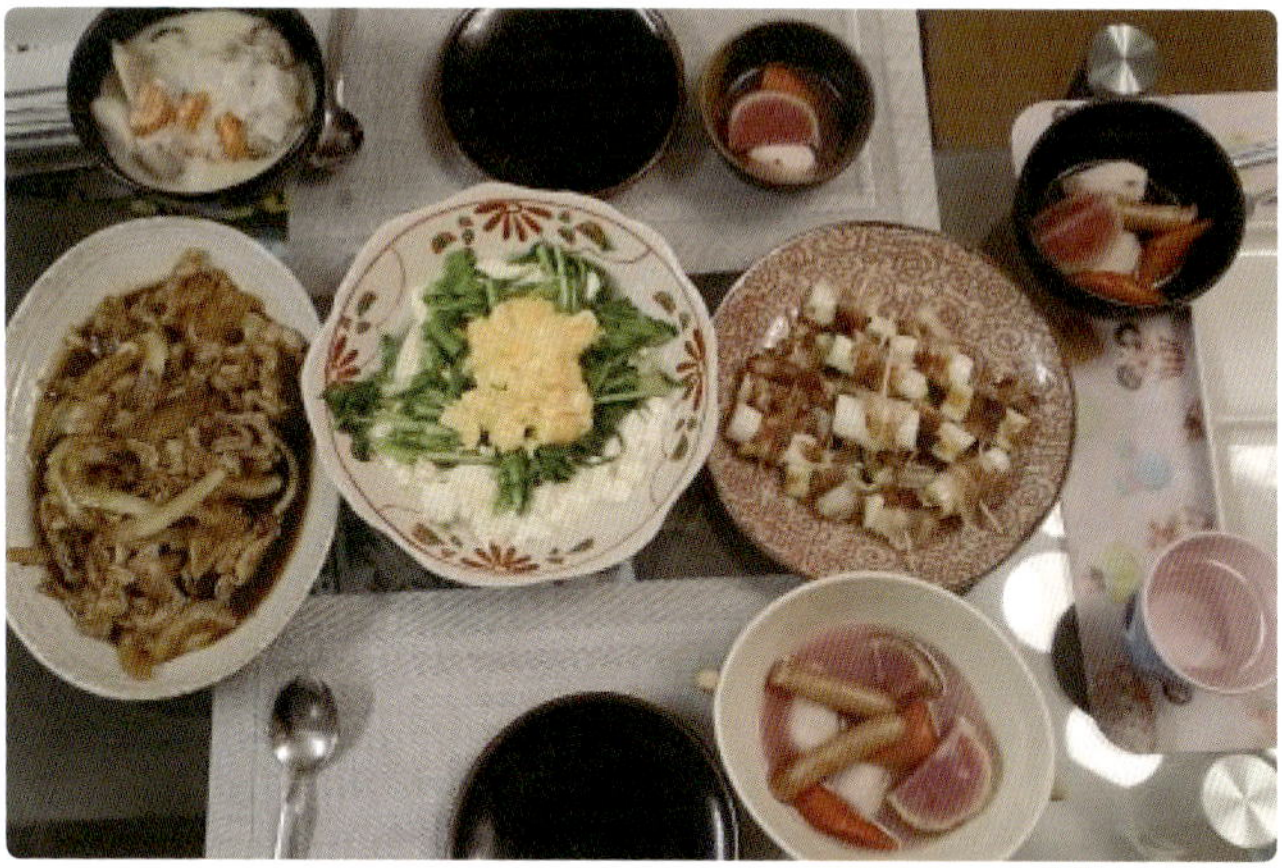

この日の食事に使っているのは、平田牧場の豚肉に自然栽培の野菜。ここで特筆すべきは無添加・無塩せき（無発色剤）のソーセージを使っていることでしょうか。一般のスーパーマーケットで売られているほとんどのハムやソーセージは添加物の塊。ぶどう糖果糖液糖や発色剤、着色料、結着補強剤、乳化安定剤、酸化防止剤、保存料などが使われているので、原材料の表示を見ると、たっぷり表記されています。本物のハム・ソーセージの原材料名で表示されているのは「肉と塩、香辛料」くらいなのです。

## 内海家の食料庫

各地でがんばっている食の専門家たちを紹介します。我が家の食を支えてくれていたり、薬害研究センターでも販売しているところもあります。ぜひ皆さんの食卓の彩りの参考にしてください。

### 総合食品

**ナチュラル・ハーモニー**　http://www.naturalharmony.co.jp/
自然農の米や野菜、発酵食品の宅配、直営の自然食品店やレストランなどもあります。私は自然食品店やレストランによく行きます。

**オーサワジャパン**　http://www.ohsawa-japan.co.jp/
自然食品のメーカーで、卸売りや小売店、オンラインショップもあります。カタログ通販もあり、スタッフと共同購入することもよくあります。

**創健社**　http://www.sokensha.co.jp/
自然食品のメーカーで、卸売りのほかオンラインショップも。こちらもカタログ通販でお世話になっています。

**ナチュラルハウス**　http://www.naturalhouse.co.jp/
自然食品や健康食品を扱う大手スーパーマーケット。

**サン・スマイル（埼玉）**　http://www.sunsmile.org/
自然農の米や野菜、自然食品などを扱うショップを運営するほか、野菜の宅配、治療院、放射能測定なども行っています。

**ホワイトフード**　http://www.whitefood.co.jp/

放射能検査をして0・5ベクレル以下の食品に厳選した食品のオンラインショップ。内部被曝対策食品なども扱っており、当クリニックでも紹介しているキッズカーボンやケイ素の取り扱いもあります。

**日本豊受自然農**　http://toyouke.com/

ホメオパシー自然農法でつくられた野菜や加工食品、健康食品、化粧品などをインターネットで販売。こちらの「黒大豆味噌」は絶品！

**有田だいち村**　http://nagasaki.sagafan.jp/

自然農で育てた野菜や自然食品などを販売する佐賀県にあるショップ。食品や健康に関する講座も積極的に行っています。

## 調味料・油

### ●塩

さとうの塩　http://satousoruto.jimdo.com/
「さとうの塩」
オーストラリアで2年かけて天日乾燥させた塩を低温で焼いた手づくりの天日海塩。自然農法で野菜を育てる際に塩害のない塩です。

NPO法人　キッズ・ドリーム・パートナーズ　http://www.kids-dream.org/
「心と体にしみる塩」
満月の満潮時の海水をセラミック（陶器）を敷き詰めた塩田に引き込み、天日とセラミックのふく射熱だけで濃縮結晶化。半年以上寝かせることでつくられた塩です。

「天日湖塩」
モンゴルの塩の湖からすくい上げ、天日干しでつくった天然塩。薬害研究センターでも取り扱っています。

●しょうゆ

丸中醤油　http://www.s-marunaka.com/
「丸中醸造醤油」
国産大豆と小麦、天日塩を使って、寛政末期から変わらぬ古式製法でつくられたしょうゆ。薬害研究センターでも取り扱っています。

栄醤油醸造　http://www12.plala.or.jp/sakae-s/
「栄醤油」
肥料も農薬も使わない自然栽培原料と天然菌だけで仕込まれたしょうゆ。薬害研究センターでも取り扱っています。

### ●味噌

**まるみ麹本店** http://www.marumikouji.com/

**「美袋乃唄（みなぎのうた）」**

国内産米、国内産大豆と天日結晶「福塩」で天然熟成した味噌。薬害研究センターでも取り扱っています。

**「五百春（ごひゃくしゅん）」**

自然農の米、北海道の自然農の大豆、天日自然結晶塩で仕込まれた味噌。

**「奇跡の味噌」**

「奇跡のりんご」で知られる、木村秋則氏指導のもと、木村式自然栽培によって岡山県内で生育・収穫したお米と、同じく木村式自然栽培の北海道産大豆を使ってつくった自然味噌。

**日本豊受自然農**　http://toyouke.com/

**「黒大豆味噌」**

自然農法で育った大豆を使い、味噌をつくる際にレメディーを使った味噌。

**●酢**

**ナチュラル・ハーモニー**　http://www.naturalharmony.co.jp/trust/syouhinsyoukai/

**「蔵のお酢」**

自然農の米と、蔵付きの天然菌を使って仕込まれたもの。伝統的な甕（かめ）を使って約550日もの時間をかけてじっくりと熟成されてつくられています。

## ●油

**ほうろく屋**　http://www.hourokuya.net/

**「ほうろく菜種油」**

国産菜種を使用して、天日干しや焙烙釜（ほうろくがま）での薪焙煎（まきばいせん）、圧搾などの伝統製法でつくられた菜種油。アヒージョをつくる時はこちらを使うことも！

**鮫川村農産物加工直売所「手・まめ・館」**　http://www.samegawa-temamekan.com/

**「達者の大豆油」**

昔ながらの圧縮製法でつくった薬害研究センターのオリジナル品。ドレッシングなどに最適です。

**鹿北製油**　http://www.kahokuseiyu.co.jp/

**「国産えごま油」**

農薬・化学肥料不使用栽培のえごまを原料に使って、「石臼式玉締め搾り」という昔ながらの方法で搾油。精製は手漉き和紙でろ過するのみ。

**アルコイリス**　http://www.arcoiris.jp/

**「インカインチオイル」**

インカグリーンナッツを低温圧搾したもので、オメガ3が50％含まれ、ビタミンE豊富。しかも熱に強く、酸化しづらいので、炒めものもＯＫ！

## ファーム

**秋川牧園**　https://www.akikawabokuen.com/

無農薬・無化学肥料の野菜や飼料や育て方にこだわった鶏・豚・牛などをインターネット

や宅配で販売する山口県のファーム。

**kimama-club**　http://kimamaclub.com/

福岡で地元生産者とつながり、自然農の米、野菜、大豆、小麦、乾物などをインターネット販売。キズがついて売り物にならないいわゆる「B品」を積極的に扱っています。

**女農業道**　http://web.onnanougyoudo.com/

農業への志の高い直井景子さんが種からつくって育てた無農薬無肥料栽培の野菜や果物、有精卵のほか、米、味噌などをネットや宅配で販売。

**平田牧場**　http://www.hiraboku.info/

有機堆肥(たいひ)を使うなど安全性にこだわった養豚を行うファーム。ハムやソーセージも無添加で、当クリニックのスタッフと共同で仕入れることも。

**空水（そらみず）ビオファーム八ヶ岳**　http://www.soramizu.com/
山梨県で、自然農の野菜や、自然農で育てた小麦を使った天然酵母のパンづくりを行う岡本よりたかさんのファーム。

## その他

**エムケイコーポレーション**　http://kids-carbon.com/
**食べる活性炭「キッズカーボン」**
食べる活性炭として、食物として摂った食品添加物や残留農薬、ダイオキシンなどを吸着して糞便で排出する環境食品。隠し味のように料理に入れて使っています。

**APAコーポレーション**　http://www.apa-corp.jp/
**「MDケイ素」**
ケイ素は健康に欠かせないミネラルのひとつですが、体内吸収されにくいため、料理の隠し味のように使っています。娘の被爆検査をしたら意外と高かったため、ケイ素を摂取させたら数値がダウン。それがなぜなのかは不明です。ケイ素の持つ力は科学的にはまだまだ解明できないのです。

# part 5

# まずは「自分」から
# 変わる

## 「最悪を排除すること」からはじめてみる

私の食生活を見て、「もっと私のほうが食に気をつかっている」と思った方もたくさんいるでしょう。どうぞお好きにこれからも気をつかってください。

こういうことは「私のほうができている、できていない」と競い合うものではありませんし、食品添加物の入っているものを少し食べたからといって、罪悪感に浸り過ぎてもいいことありません。

時々、「健康のためなら死んでもいい」というような、栄養と毒にしか興味のない健康オタクが見受けられますが、それは生き方が間違っているというものです。そしてそういう人に限ってビビッてばかりいて、しかも外目にも覇気がなく不健康そうに見えたりします。

本来、食事は楽しいもののはずですし、そもそも、この世界に生きていて、完全に毒を入れないことなど無理なのです。

ですから私自身は、基本的に食をはじめとした社会毒に関しては、**「最善を尽くす」のではなく、「最悪を排除する」**という考え方をしています。

「最高でも2食しか食べない」や「砂糖類は絶対に使わない」「外食先ではアメリカ牛とブラジル鶏と乳製品、甘いものは注文しない」「揚げ物ばかり食べない」「チェーン店に入らない」「炭水化物ばかり摂らない」といったことは、すぐにでもできること。健康を手に入れるために、何かを新たに購入するよりも、こういった最悪を排除するという考え方のほうが、圧倒的にやりやすいからなのです。

これだけ社会毒が蔓延（まんえん）している中で、最善を尽くしたところで、１００％社会毒を避けることなど到底できません。入れることを避けるのも重要ですが解毒することも重要になっています。娘が食べるものはより自然のものにしたいですが、それでも限界があると思ってやっています。これを１００％にしたいのであれば、日々の食材ばかりに気を使うのではなく、社会を変えるという気概と行動のほうが重要です。

おそらく娘が産むであろう私にとっての孫や、その先の子どもたちが生きていく世界は今よりも健全であってほしいと思います。それは虚無主義（ニヒリズム）だった自分に家族ができ、娘が生まれたことで、人生観が一変したからであり、だからこうした著書を書いたり、講演活動などを行っているのです。

読者の方の中にも、家族を持ち、健康を考えて家族の食を見直したいと考えている人も多いことでしょう。社会毒が蔓延したこの世界を変えたいと思っている人もいることでしょう。

しかし、あなたがほかの人を変えようと思っても、他人は変えられないのです。だから私はまず自分を変えることからはじめたのです。

世界から武器をなくすことを思い浮かべても実際に武器はなくならない。世界から貧困をなくすことを思い浮かべても実際に貧困はなくならない。

それと同じように、家族が健康でいることを思い浮かべたところで、健康にはならないわけです。**どうとでもなるような思いや愛や癒しや知識などではなく、意志であり行動が必要**なのです。

私は自分を助けてくれた家族のために、それをやり続けたいと思っています。

家族や大切な人の健康のために食を見直したいと思うなら、最善を尽くせとは言いません。まずは自分から、最悪を排除する方法から行動してみてはどうでしょうか。そして古くから人間が本当に食べているものを考えてみてください。

ひとりの行動がなければ、この小さな世界に変革が訪れることさえないのです。

## 食を見直すことは、「生き方」を見直すこと

食を見直すというのは、単に食事を変えるだけの話ではないはずです。何を選び、何をどう食べるのかを考え直すことは、生き方そのものを考え直すことにもつながっています。

娘ができて今の医学の正体を知るまでは、私はまがい物のおいしさに騙(だま)され、この世で毒がはびこることに積極的に加担してきました。今、こうして活動家のようなことを続けているのは、ある種、懺悔(ざんげ)にも似た気持ちが原動力となっているのは確かです。

しかし、立場がどう変わろうとも「家族と普通に生活できるお金があればいい」という

小さな幸せを願うことは変わらないのです。

今は講演後の懇親会や有志との会食もあり、娘と食卓を囲む機会は以前よりも少なくなりつつあり、父親として申し訳ないと思うことも多々です。

それでもなるべく娘と食事をともにしたいと考え、懇親会には子連れで参加することもありますし、日々の診療が終わったあとはできる限り夕食をともにするようにしています。

だからこそ、私にとっての食事は大変貴重なものなのであり、妻のつくった手料理を娘と一緒に冗談を言いながら「おいしいね」と口にし、妻とワインを楽しみ、語らう。そんなささやかな幸せがあるならば、たくさんのお金も権威も名声も長寿さえもいらないと、最近頓(とみ)に思うようになってきたのです。

## 「食を変える」ことで地球を救う

古代民族をたびたび例に出してきましたが、古代の人も、家族との平和な団欒(だんらん)の空間を大切にしてきたはずです。そして、自然のほんの一部を自然に感謝していただき、食べ、皮や骨まですべて利用し、自然と一体化して共存してきたのです。

動物愛護を叫ぶなら肉や魚を食べることを指摘する前に、食材廃棄やペット産業や動物実験や殺処分のほうをまずは見直すべきでしょう。**そもそもベジタリアン文化を唱えた欧米人こそが、世界でもっとも人も動物も殺しつくしてきた**のに、彼らが主張する人間として不自然極まりないベジタリアン文化に追従するなど、歴史を何も知らないと言っても過言ではありません。

今の文明はどこまでも崩壊し、欲望の権化となっています。食の話は間違いなく、その人類の根源である欲望を内包しているといえるのです。

食を見直すということは生き方を見直すことだと言いました。さらに言うならば、日本や世界、そして地球を見直すことでもあるのです。

食べるものを厳選し、食の量を減らし質を高め、そして大切な人と笑顔で囲む食卓。それは地球をもとある自然に戻すための第一歩ともいえるのではないでしょうか。

# おわりに

さて、これまで内海家の食卓を開陳(かいちん)させていただいたわけですが、いかがだったでしょうか？　ある人にとってはこんなもんかという印象でしょうし、ある人にとっては豪勢だったり、すごく気をつけているという印象でしょう。

しかし、はじめにのところでも書いたように、それは私にとってはどうでもいいことです。**食事には栄養よりも品数よりも大事なものがある**と私は思います。それは人間として社会的動物として食べるということであり、家族とともに食べるということであり、友人とともに食べるということだと思うのです。

親御さんに意識してほしいのは、**子どものために手づくりをする苦労を増やしてほしい**ということです。そして団欒を大切にすることです。

また、いつも自宅で手づくりする必要はなく時には外食に行ってもいいのです。その時はこだわりのお店を選んだほうがオイシイし楽しいですね。友人との食事の時もそれは当然であり、恋人とのお食事もこだわったお店に行ったほうがオイシイに決まっています。昔は飲みニケーションなんて言葉もありましたが、最近はそれも死語になってしまいました。とても残念なことだと思います。

食事は残さずに食べるというのもとても重要なことだと思います。

もちろんこれまで示してきたように、加工食品を使ったり出来合いのものを使ったりコンビニ弁当を食べたりしていれば、物質的なだけではなく精神的にも不健康なのは当たり前です。ちょっと子どものためを思うだけでジャンクフードは行く気がなくなりますし、ファミレスに行く気もなくなります。

ちょっと興味が出てくれば家庭菜園でおいしく安全な野菜をつくってみるのも良いですし、電子レンジを使うなんてことはなくなっていくはずなのです。

しかし日本の食べ物はいまだ世界最低のレベルを誇っています。つまりそれは日本人が世界一食べ物について無頓着である表れでしょう。

その要因のひとつが、家族と話す時間が少ないこと、友人と話す時間が少ないことに起因しているのではないか、と思います。

　つまり人々は食事の時もそうでない時も含め、会話やコミュニケーションをしっかり行っていないのではないでしょうか？　その結果が今の最低レベルの日本であり、さらにいえば政治であれ経済であれ落ち目であることに通じていると私は思うのです。

　食事の時にツマラナイテレビを見たりなどしてはいけません。ちゃんと家族や友人や恋人とコミュニケーションして、いろんな社会問題についても理解を深め合ったり、新しい情報を提示したり、まさに食の安全についても語り合いましょう。

　**そして安全な食というのがオイシイ**ということも共有しましょう。子どもにも砂糖や牛乳など、ダメというだけでなくなぜダメなのかを語るようにしましょう。おじいちゃんやおばあちゃんの食の話なども共有していきましょう。食べるだけでなく食卓とはそういう意味も持っていると思います。

　食卓は躾（しつけ）の場という意味も持っていると思います。箸（はし）の使い方から食べ方から「いただきます」の意味、ごちそうさまの意味、食材を残すことの意味、それらを考えることは生きることを考えることにつながりますし、人間性を豊かにすることにもつながります。

私は日々、講演などで、日本を変えることができるとしたら、それはいわゆるママさんたちしかいないだろうと述べています。

それは料理をする主役がママさんたちであり、子どもに食の安全を伝えていくのもママさんたちであり、自分の子どもを守るために最初に目覚めることができるのもママさんたちだからです。だからママさんたちは躾の意味をしっかりと認識してほしいですね。

男性の場合、自分で食事をつくるということもやってみていただきたいです。どんな料理ができても構わないと思います。それよりも主婦の苦労だったり料理の苦労だったり、自分が食べているものがいったいどんなものなのか、本質的に理解するためにとても役立ちますから。

今や男性にはそんな余裕もなく、日々与えられた食事を食べるだけだったり、与えられる仕事をただこなすだけだったりする人ばかりです。

それで健康だ、予防だ、と言ったところで机上の空論にしかすぎません。

**安全でオイシイ料理を食べるのに、おカネはたくさんいらない**のです。

だって、手づくりすればそれだけでコストは下がりますし、2食にすることでもコストは下がりますし、食の安全を意識すれば医療費も下がります。また、食とその時の家族とのコミュニケーションなどを重視すれば、人生が豊かになりコミュニケーション能力も上がるので、仕事も好転して成功しやすくさえなるのです。

食というのは単に食べるということだけではなく、そういうことにまで関係しているのだと、あらためて感じていただければ幸いに思います。

私も昔は食について無頓着なほうでした。教えてくれたのは、最初は妻であり、今は栄養や毒物の観点から私のほうが詳しくなっただけです。その時の夫婦のコミュニケーションがあったからこそ、いまこのような本が書けるまでに私も成長できたのだと思います。

内海家の食卓を単にどんな食材を食べているのかという観点だけでなく、どうやって内海聡という人物ができ上がってきたのか、そういう観点で見つめていただければ、きっと皆さまのお役に立てるのではないかと思います。

内海聡

# 主な食品の判断基準一覧

本書の中で述べた、主な食品についての判断基準をまとめました。絶対にダメ、絶対にいい、というものではありません。できるだけ避けられるとベター、できるだけ選べるとベターであると理解してください。買い物をする際の参考にしていただけると幸いです。

| | | |
|---|---|---|
| ●水 | △ | 硝酸性窒素などが少ないミネラルウォーター、塩素とアルミと鉛が除去できる浄水器で処理をした水道水 |
| ●砂糖 | ☒ | 白砂糖、黒砂糖、てんさい糖、きび糖、三温糖、ハチミツ、メープルシロップ、果糖（基本的にすべての糖はNG、特に直接糖）。つまり甘いものは体に悪いということ |
| ●果物 | ☒ | わざわざ糖度を高めている果物、輸入品。フルーツ100%ジュースの原材料にもなっているので注意 |
| | ○ | 自然農のもの |
| ●野菜 | ☒ | スーパーやコンビニのカット野菜、慣行栽培（農薬、化学肥料を使ったもの）、減農薬（特別栽培）、有機栽培、F1種のもの |
| | ○ | 無肥料無農薬の自然農（自然栽培ともいう）のもの、古来種（固定種・在来種）、旬のもの |
| ●飲料 | ☒ | 人工甘味料入りのもの、トクホのもの |
| ●肉 | ☒ | 人工飼料で育てられた肉、アメリカ牛、ブラジル鶏。表示義務のない加工品にも使われている |
| | ○ | ジビエ（獣肉）、開放平飼い、自然飼料、放牧牛（豚）、グラスフェッドビーフ（牧草飼育牛肉）、ラム肉、馬肉 |
| ●魚 | ☒ | 養殖魚。ハマチやサケのような中型以上の大型魚、マグロ |
| | ○ | 日本海のものや九州、北海道の上のほうで獲れた天然のもの。アジやイワシ、サバ、サンマなどの小型魚。エビなどの甲殻類、貝類などをまるごといただく |

- ●**豆類** ○生物毒が消滅した、発酵したもの。納豆、味噌、しょうゆ、テンペなど
- ●**米** ×白米、放射能濃度が高い地域の玄米
  ○放射能測定済みの自然農でつくられた玄米、銘柄はササニシキや古代米など歴史のあるもの
- ●**塩** ×精製塩（塩化ナトリウム）
  ○海水を天日干ししたもの（成分表にナトリウム、マグネシウム、カリウムなどのミネラル表示があるもの）
- ●**小麦** ×アメリカ小麦
  ○自然農のもの
- ●**とうもろこし**
  ×外国産
  ○自然農のもの
- ●**しょうゆ** ×減塩表示のあるもの
  ○自然醸造
- ●**味噌** ×減塩表示のあるもの
  ○自然醸造
- ●**みりん** ×本みりん、みりん風調味料
  △もち米と米麹を原料に米焼酎を使って２年以上かけてつくられたもの。しかし使い過ぎないこと
- ●**酢** ×砂糖や酸味料、うま味調味料などを添加しているもの
  ○成分表示の少ないもの。米酢なら米と麹のみ、果物酢は砂糖を加えていないもの

● **酒**

☒ ブドウ糖、水あめ、酸味料などの添加物が入っているもの。「料理酒（醸造調味料）」と書かれたもの

◘ 米と米麹だけしか原材料に書かれていない純米酒

● **油**

☒ トランス脂肪酸（水素化油脂、植物性油脂とラベルにあるもの）、マーガリンやショートニング。サラダオイル、ヤシ油（パーム油ともいう。市販のマヨネーズやドレッシング、アイスクリームに含まれる）。ココナッツオイル。プラスチックボトルに入ったオリーブオイル

◘ 製造法にこだわりがあり、非遺伝子組み換えのもの。低温圧搾で、色付きのガラス瓶に入ったエキストラバージン・オリーブオイル。良い動物性の脂

● **熱調理に使用する油**

☒ コーン油、大豆油、紅花油、ひまわり油、えごま油、シソ油、亜麻仁油（アマニ油）

◘ 米油、菜種油、ごま油、オリーブオイル、上質なバター

● **加工食品（調味料含む）で特に気をつけたい表示**

☒ 砂糖、果糖ブドウ糖、アミノ酸等、酸味料、BHA／BHT(酸化防止剤)、グルタミン酸ナトリウム（うま味調味料)、発色剤、着色料、増粘安定剤など

【著者プロフィール】

**内海聡　Utsumi Satoru**

1974年、兵庫県生まれ。筑波大学医学部卒業後、内科医として東京女子医科大学附属東洋医学研究所、東京警察病院などに勤務。牛久愛和総合病院内科・漢方科勤務を経て、牛久東洋医学クリニックを開業。2014年現在、断薬を主軸としたTokyo DD Clinic院長、NPO法人薬害研究センター理事長を兼任。精神医療の現場に携ったことから、「病を悪化させる精神科医療」の現実に気づくとともに、医原病の存在を突き止め、その全貌を明らかにした『精神科は今日も、やりたい放題』（三五館）はベストセラーとなり、一躍注目を集めるように。現在は、ヒット作『99％の人が知らないこの世界の秘密』（イースト・プレス）、『1日3食をやめなさい！』（あさ出版）など、精力的に執筆活動を行うだけでなく、フェイスブックのフォロワー数は約10万人、医学にとどまらず、食、原発、政治、哲学など多岐にわたり自身の考えを発信。本質を突いた発言で多くの支持を得ている。また、熱心な支持者の要望に応えるように、全国各地で講演活動を行い、蒙昧な日本人の眼を啓いている。

ライティング／石田恵海（株式会社つくるめぐみ）
装丁／萩原弦一郎、藤塚尚子（デジカル）
本文デザイン／藤塚尚子（デジカル）
DTP／山口良二

# 医者が教える
# あなたを殺す食事　生かす食事

2015年7月1日　　初版発行
2024年9月6日　　6刷発行

著　者　内海　聡
発行者　太田　宏
発行所　フォレスト出版株式会社
〒162-0824 東京都新宿区揚場町2-18　白宝ビル7F
電話　03-5229-5750（営業）
　　　03-5229-5757（編集）
URL　http://www.forestpub.co.jp
印刷・製本　中央精版印刷株式会社


ISBN978-4-89451-669-4　Printed in Japan